AF298083

HYPOCHONDRIE-SPLEEN

ou

NÉVROSES TRISPLANCHNIQUES.

DE L'IMPRIMERIE DE KLEFER, A VERSAILLES,
Place-d'Armes, 17, Maison des Gondoles.

HYPOCHONDRIE-SPLEEN

OU

NÉVROSES TRISPLANCHNIQUES.

OBSERVATIONS
RELATIVES A CES MALADIES, ET LEUR TRAITEMENT
RADICAL;

Par le Chevalier **DE MONTALLEGRY,**
Médecin.

Il marche, dort, mange, et boit comme les autres;
mais ça n'empêche pas qu'il ne soit malade.
MOLIÈRE, *Malade imaginaire.*

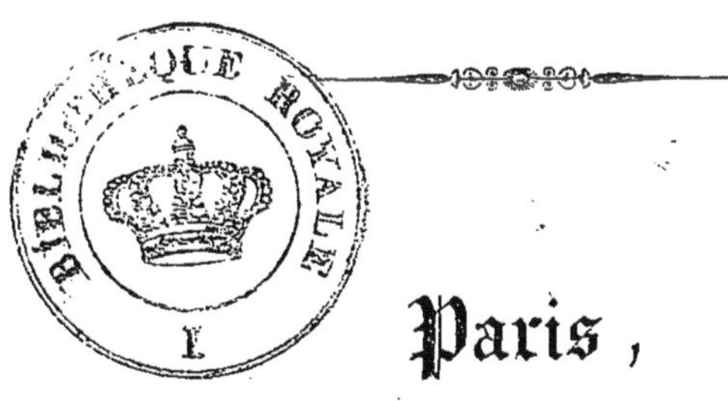

Paris,

FORTIN, MASSON ET Cie,
Successeur de M. Crochard,
PLACE DE L'ÉCOLE DE MÉDECINE, 1.

1841.

Dédicace.

———◆———

En publiant cet opuscule sur l'Hypochondrie, ou Spleen, je n'ai eu d'autre intention que celle de répondre aux demandes réitérées des personnes qui, atteintes de cette indisposition, ont eu recours à mes soins et que j'ai été assez heureux pour guérir complètement.

Je transcrirai ici les propres paroles de l'une d'elles; elles montreront et le but que je me suis proposé d'atteindre, et l'intention que j'ai eu en publiant ces observations, qui seraient trop incomplètes si elles eussent été adressées à des médecins.

Voici donc ce qu'on m'ecrivait à ce sujet :

« Publiez, je vous en prie, les observations que vous
» avez recueillies sur la maladie connue sous le nom
» spécieux de Spleen, maladie qui est regardée comme
» imaginaire par les médecins des deux hémisphères;
» exercez cet acte de philantropie envers les infortunés

» *affligés d'un mal que je regarde comme le plus cruel*
» *qui puisse atteindre l'espèce humaine; veuillez les con-*
» *soler, monsieur le Docteur, comme vous avez toujours*
» *été habitué à le faire; et, à l'aide de votre traitement*
» *anti-névrotique, aussi simple qu'efficace, démontrez-*
» *leur que les inexplicables souffrances par lesquelles*
» *ils sont si étrangement tourmentés, ne sont nullement*
» *l'effet d'une maladie dangereuse, mais simplement*
» *un jeu des nerfs.* »

C'est donc aux hypochondriaques qu'est dédié cet
ouvrage.

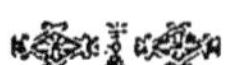

INTRODUCTION.

Tous les médecins nosologistes ont appelé du nom d'*hypochondrie* ou de *spleen*, cet état de souffrance qui force l'homme à se plaindre, quoiqu'il ait toutes les apparences de la santé; qui le rend d'une humeur sombre et triste, et qui va jusqu'à lui faire craindre, à chaque changement de sensation, que son existence ne soit en danger, au point qu'il s'empresse d'implorer l'assistance du médecin.

Partant de cette observation réitérée, que le symptôme le plus constant de cette indisposition consiste dans la gênante et quelquefois douloureuse tension des *hypochondres hépatique* et *splénique*, et particulièrement dans la tension de ce dernier, ces médecins désignèrent cette maladie sous le nom de *spleen*, ou sous celui plus général d'*hypochondrie*. Les innombrables incommodités dont se plaignent les hypochon-

driaques, ne peuvent être jugées par personne, pas même par les médecins; car ils
ne trouvent pas de symptômes apparents et
extérieurs qui caractérisent une sérieuse indisposition; aussi cette maladie a-t-elle été
de tout temps regardée comme imaginaire ou
exagérée, et l'infortuné montrant en lui tous
les signes visibles de la santé la plus floris-
sante, a fini par attirer la moquerie, et a servi
de sujet de comédie (1).

Pour moi, qu'une longue détention, par
suite d'événements politiques, rendit victime
de ces inexplicables et bizarres souffrances,
j'ai pu juger que les plaintes des malheureux
atteints d'hypochondrie ou de spleen, ne sont
ni vaines, ni dénuées de fondement. C'est à
cette pénible circonstance de ma vie, que je

---

(1) Vous serez toujours embéguiné de vos apothi-
caires et de vos médecins, et vous voulez être malade
en dépit des gens et de la nature.

MOLIÈRE, *Malade imaginaire.*

dois d'avoir pu diriger plus spécialement mes études sur cette indisposition, puisque j'avais le triste privilége d'en suivre sur moi-même les douloureux effets. On me disait alors, comme j'avais dit moi-même jusque-là à beaucoup d'autres : *occupez-vous, prenez des distractions* ; et ce langage était celui de tous les médecins qui m'étaient envoyés officiellement pour constater les maux dont j'avais à me plaindre : tous prétendaient qu'il n'y avait d'autre remède à mon affection que la *clef des champs*. Cette manière de tourner en dérision une position douloureuse, ne contribuait pas médiocrement à l'augmenter.

Il fallait donc étudier sérieusement sur soi-même la nature de la maladie prétendue imaginaire, qui avait pourtant une si fâcheuse influence, en attaquant en même temps et le corps et l'esprit. Au milieu donc du profond silence qui régnait dans le cachot qui, durant trois années, a renfermé mes douleurs et mes plaintes, j'ai pu analyser mes souffrances et arriver à comprendre auquel des systèmes organiques on pouvait les attribuer. Une fois ma conviction bien arrêtée sur le principe, quand il me fut clairement démontré que les symptômes morbides qui m'affligeaient devaient prendre leur source dans le système nerveux, auteur des fonctions nutritives, il fallut obtenir la permission de me soigner moi-même; et du moment où j'y fus autorisé, j'essayai tour à tour les divers agents thérapeutiques qui pouvaient directement agir sur ce système, que je considérais comme la cause prochaine de mes maux.

Les observations attentives que j'ai faites par la suite, sur un nombre considérable de malades des deux sexes, qui voulurent bien s'en rapporter aux notions que je possédais déjà sur des indispositions analogues, ces observations, dis-je, ont complètement démontré que les noms d'hypochondrie ou de spleen étaient impropres et insuffisants pour exprimer la nature de ces indispositions, et pour en faire préciser la cause.

Les nosographes, tant anciens que modernes,

ont le plus souvent déduit le nom des maladies de leur cause pathologique et de leurs
symptômes; et dans ce cas, la tension gênante
et douloureuse des hypochondres , a été le
symptôme dont ils se sont servis, comme
nous l'avons vu, pour désigner l'indisposition
dont nous parlons; mais comme d'un côté ce
symptôme peut être commun à d'autres maladies soit aiguës soit chroniques des viscères abdominaux, et que de l'autre il existe
des cas d'indispositions hypochondriaques où
la tension des hypochondres ne se remarque
pas, nous avons jugé à propos d'adopter une
nomenclature qui explique tout à la fois la
cause pathologique et les symptômes, et de
garder l'ancien nom d'hypochondrie ou de
spleen comme étant synonyme de celui de
mélancolie, et par conséquent comme rappelant un symptôme.

Les malades qui ont été jusqu'à présent ju-
gés hypochondriaques , se plaignent toujours
de quelque affection morbide qui retentit dans
l'une des trois grandes cavités du corps, *abdo-*

minale, *thoracique* ou *encéphalique*; dès que cette indisposition attaque un organe spécial, elle occasione des accès spasmodiques dont les symptômes pathologiques expriment le dérangement des fonctions exécutées par cet organe.

Cependant, les symptômes, quoique violents, n'étant accompagnés ni de fièvre ni d'aucun signe qui dénote l'existence d'une maladie aiguë ou quelqu'altération dans les tissus des organes dont les fonctions se montrent désordonnées, on doit en inférer que ces affections ne sont dues qu'au mouvement convulsif de la fibre nerveuse qui, devenant spasmodique par une cause soit physique soit morale, occasione le désordre dans les fonctions des organes sur lesquels elle agit.

Or, les physiologistes les plus distingués sont d'accord sur ce point, que l'admirable appareil du nerf trisplanchnique est l'auteur des fonctions de la vie organique ou végétative, fonctions qui sont exécutées par les organes contenus dans les trois grandes cavités

et destinées à préparer les matériaux pour la
conservation de l'individu ; la raison veut
donc que nous attribuions au même appareil
nerveux la cause principale et prochaine des
indispositions appelées jusqu'à présent *hypochondriaques*, et auxquelles je me dispose à assigner un nom.

Dès qu'une fois nous avons admis que le
nerf trisplanchnique est la source des maladies dont il s'agit, il nous semble que nous
sommes autorisés à croire que les souffrances
qui occasionent l'hypochondrie ou le spleen,
sont autant de *névroses trisplanchniques*, c'est-à-
dire, d'indispositions causées par ce nerf. Je
désignerai donc à l'avenir par ce nom généri-
que les affections dont se plaignent les hypochondriaques ; mais quand le diagnostic sera
arrêté, nous caractériserons chaque névrose
spéciale par l'addition du nom de l'organe,
dont les fonctions se montrent anormales.
Ainsi, par exemple, nous appellerons *névrose
trisplanchnico-gastrique* les souffrances et le dérangement des fonctions de l'estomac ; *névrose*

trisplanchnico-hépatique les souffrances et le dérangement des fonctions du foie, etc.

Avant cependant de traiter des différentes névroses, nous croyons utile de donner en peu de mots à nos lecteurs une description anatomo-physiologique succincte du système du nerf trisplanchnique, afin qu'ils puissent en avoir une idée ; qu'ils n'ignorent pas tout à fait la marche que suit ce nerf, tant à l'intérieur qu'à l'extérieur des grandes cavités ; qu'ils sachent le rôle qu'on lui attribue dans les fonctions organiques ; qu'ils puissent aussi comprendre comment, dans certaines névroses, on observe des phénomènes nerveux qui retentissent dans des parties souvent très éloignées de la cavité où est le mal, et qui semblent n'avoir aucun rapport avec les organes desquels il part ; nous avons enfin jugé nécessaire de faire remarquer les liaisons qui unissent le nerf trisplanchnique avec le système cérébro-spinal, par les ramifications nerveuses qui tirent leur origine de ce dernier.

J'ai aussi l'intention, avant de traiter spé-

cialement des différentes névroses trisplanchniques, de parler de leurs causes et de leurs
symptômes, pour faire ressortir leurs diverses natures, et d'expliquer particulièrement la
différence qu'il y a, entre les symptômes propres ou symptômes spéciaux, et les symptômes
nerveux qui accompagnent indistinctement
toute espèce de névroses ou symptômes *communs*, et je distinguerai ces derniers des *anomalies nerveuses;* enfin, lorsqu'elles seront ainsi
classées, je parlerai de leur traitement radical
et je tracerai l'histoire de quelques-unes des
principales qui ont été soumises à mon observation ou que j'ai guéries dans le cours de ma
pratique médicale. Cet écrit sera donc divisé
en deux parties, l'une contenant la partie
théorique et les détails anatomiques et physiologiques ou pathologiques que comporte le
sujet ; l'autre, toute pratique, présentera des
observations de maladies traitées avec succès.

Je n'ai plus qu'un mot à ajouter ; il m'est
purement personnel. L'accueil hospitalier
qu'on fait si généreusement en France à tous

les étrangers et qu'on m'a fait d'une manière toute spéciale, accueil qui m'a mis en relations amicales avec quelques-uns des médecins les plus distingués de la capitale d'un pays que depuis dix ans je regarde comme le mien; enfin, l'avantage que j'ai eu de rendre la santé à quelques personnes distinguées, m'imposent l'obligation de faire connaître un résultat que je crois utile à la société; voilà encore une des raisons qui m'ont engagé à publier cet écrit, malgré les difficultés que doit trouver un étranger à écrire dans une langue qui n'est pas la sienne. Puisse cette considération toute de conscience me valoir l'indulgence de mes lecteurs.

HYPOCHONDRIE-SPLEEN

ou

NÉVROSES TRISPLANCHNIQUES.

Première Partie.

CHAPITRE PREMIER.

Description succincte du système du nerf trisplanchnique, ganglionaire ou grand sympathique.

La description que je mets sous les yeux de
mes lecteurs sera très-succincte; car n'étant
point adressée à des médecins, elle suffira
à ceux qui ne le sont pas, ayant pour seul but
de leur faire comprendre la raison qui m'a
déterminé à considérer comme de simples
affections nerveuses toutes les incommodités
et les souffrances auxquelles sont assujéties
les personnes qu'on dit atteintes d'*hypochondrie* ou *spleen*; elle sera telle cependant qu'on
puisse voir les principales anastomoses du

système du nerf trisplanchnique avec le système cérébro-spinal, et qu'on puisse prendre une idée générale des rapports intimes qui existent entr'eux. Elle sera, nous l'espérons, suffisante pour faire apprécier l'influence vivifiante qu'exerce cet appareil nerveux, si intéressante et si mal connue, sur les organes placés dans les trois cavités splanchniques, d'où il tire son nom.

Pour faciliter au lecteur l'intelligence de cet appareil nerveux, très-compliqué et lui faire suivre sa marche depuis la base du crâne où il commence jusqu'à sa terminaison, je me conformerai à l'opinion des anatomistes qui divisent le nerf trisplanchnique en portion périphérique et en portion centrale. Les ganglions principaux, et les ramifications que nous indiquerons comme existant en dehors des cavités, constitueront la première, et tous les plexus et leurs ramifications, que nous trouverons à l'intérieur, composeront la seconde.

Sans cependant nous préoccuper de l'idée de

savoir s'il tire son origine des cinquième et sixième paires des nerfs cérébraux, s'il est formé par le concours des trente paires de nerfs rachidiens, ou si les ganglions et les plexus sont les sources d'où jaillissent les innombrables ramifications qui forment cet appareil si admirable, nous dirons qu'il commence à paraître à la base du crâne par un cordon existant de chaque côté, et qui descend devant les parties latérales du corps des vertèbres jusqu'à l'extrémité du tronc, où il se perd avec les nerfs sacrés.

Ce cordon présente trois renflements, ou nœuds, dans l'espace qui constitue la région cervicale ou du cou. Ces renflements sont appelés *ganglions cervicaux*, désignés, suivant leur situation, par les noms de *supérieur*, *moyen*, et *inférieur*. A l'aide d'anastomoses, ou communications très-répétés, ces ganglions et plusieurs autres, tels que le *carotidien*, l'*ophtalmique*, le *spheno-palatin*, etc., correspondent avec les nerfs cérébraux et maintiennent une communication directe avec les organes des sens, distribuant des ramifications aux yeux, aux oreilles, au nez, à la gorge, à la face, etc.

Dans le thorax, ou cavité de la poitrine, le nerf trisplanchnique, au moyen des ramifications qui dérivent encore des ganglions de la portion périphérique, rencontre plusieurs fois l'important nerf *pneumo-gastrique,* son coopérateur dans l'exécution des fonctions vitales, puisqu'il concoure avec lui à la formation des plexus *cardiaque, pulmonaire,* etc., qui transmettent au poumon, au cœur, au diaphragme, etc., des ramifications qui s'épanouissent à la surface de ces organes.

En suivant le nerf trisplanchnique dans l'abdomen, nous le voyons accompagné un instant encore par ce nerf pneumo-gastrique qui s'y perd, en confondant ses filets en un réseau nerveux très-compliqué; le trisplanchnique continue sa route dans l'abdomen, pour se réunir à tous ces centres nerveux et former des plexus, dont le plus considérable est appelé *plexus solaire;* celui-ci, à cause de son volume et du nombre des ganglions, et des filaments nerveux qu'il renferme, est regardé par les physiologistes comme le centre du système du nerf trisplanchnique, et par les magnétiseurs, comme le foyer du magnétisme animal.

Le plexus solaire est couché sur la colonne vertébrale, l'aorte et les piliers du diaphragme; de cette portion centrale du nerf trisplanchnique, partent les ramifications nerveuses qui servent à former les autres plexus, tels que le *coronaire stomachique supérieur*, l'*hépatique*, le *grand coronaire*, le *stomachique inférieur*, le *splénique*, le *mésantérique supérieur*, le *renal*, le *spermatique*, le *mésantérique inférieur* et l'*hypogastrique*; tous ces plexus prenant le nom de l'organe sur lequel ils sont étendus.

Toutes les divisions nerveuses que nous venons de désigner ont une affinité intime entr'elles, et se distribuent réciproquement des filets dont chacun se réunit aux ramifications qu'il envoie lui-même à l'organe sur lequel il influe particulièrement.

Ces ramifications arrivent à leur organe respectif en même temps que les vaisseaux sanguins qu'elles entourent et qu'elles pénètrent par des filets nerveux qui entrent dans la construction même des tissus. Les organes auxquels s'adressent les ramifications de ces divers plexus, sont : l'estomac, le foie, la rate, les intestins, les reins, la matrice, la vessie urinaire, les parties génitales internes et externes dans l'un et l'autre sexe.

Enfin, le nerf trisplanchnique après avoir parcouru la région abdominale, finit par se mêler aux terminaisons des nerfs sacrés qui forment un épanouissement, qu'on désigne dans le corps humain sous le nom de *queue de cheval*.

Nous ajouterons à la description anatomique que nous venons de faire du système du nerf trisplanchnique, l'opinion des physiologistes qui appellent cet appareil nerveux, *système de la vie organique,* ou *vie végétative;* ils pensent que les ganglions et les plexus, que nous avons vu parsemés dans la portion périphérique et centrale, sont autant de centres nerveux d'où partent le fluide vital qui sert à l'inerva-

tion, pour les fonctions de la vie organique
ou végétative, tels que la digestion, la circulation, la nutrition, les sécrétions, la généra-
tion, etc.

Ces physiologistes attribuent encore au nerf
trisplanchnique une destination non moins
importante, celle d'établir une liaison intime
un rapport de réaction et de sympathie entre
tous les organes tant de la vie animale que de
la vie végétative; ce qui fait que nous voyons
leurs fonctions s'exécuter dans une parfaite
harmonie.

Le physiologiste Thiedman, de son côté,
accorde à ces nerfs une participation essen-
tielle aux fonctions des organes sensoriels,
qui contribue à les maintenir dans les con-
ditions propres de forme et de composition
matérielle, par l'influence qu'il exerce sur la
nutrition.

Nous nous bornerons, en attendant, à énon-
cer ces conjectures rationnelles jusqu'à ce que
l'illustre professeur du collége de France, le
chevalier de Magendie, notre honorable con-

frère et estimable ami, en poursuivant ses
études physiologiques sur les animaux vivants,
avec la consciencieuse habileté dont il a toujours fait preuve, soit arrivé à nous faire
mieux connaître la nature et la structure du
nerf trisplanchnique, et le vrai rôle qu'il joue
dans notre économie.

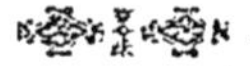

CHAPITRE II.

Causes générales des névroses trisplanchniques.

Entouré constamment d'agents matériels dont la plupart servent d'éléments à son existence et sont indispensables à sa conservation, l'homme, à chaque instant peut voir ces agents se convertir en causes morbides capables de troubler l'ordre qui règne dans son économie, en l'exposant à des changements importants dans les organes des sens et dans ceux des fonctions nutritives.

Ces causes sont naturellement distinguées en physiques et morales, et en les analysant séparément, nous verrons que ces dernières sont plus redoutables que les autres.

L'observation nous a encore appris à reconnaître, comme une cause capable d'occasioner aussi des névroses trisplanchniques, toutes sortes de métastases, ou déplacements de quelques maladies extérieures et habituelles.

§ 1.

Causes physiques.

Les fluides aériformes, au milieu desquels nous vivons, et qui sont indispensables à notre conservation, peuvent devenir la source de toutes sortes de maladies, et surtout de celles dont nous nous occupons.

L'air, la lumière et le calorique, étant sans contredit les agents physiques qui exercent la plus grande influence sur notre économie organico-animale, nous devons chercher à régler leur action vivifiante et à la limiter aux justes proportions qui sont nécessaires à l'intégrité de notre existence, en employant pour combattre leurs fâcheuses influences, toutes les précautions que réclame la prudence.

Les névroses trisplanchniques sont souvent occasionées par la respiration d'un air raréfié et impur, tel qu'est celui des théâtres, des églises, et en général, de tous les lieux où il y a une grande affluence d'hommes. Le passage subit d'un lieu chaud à un lieu froid, une exposition prolongée à une lumière vive et rayonnante, peuvent aussi être la cause de quelqu'une de ces névroses. Ces fluides aériformes élastiques agissent puissamment sur l'organe de la respiration, et si cette action ne va pas jusqu'à l'atteindre plus souvent d'inflammation, il n'arrive que trop fréquemment que l'action des impondérables dont nous parlons, étendue rapidement au plexus nerveux du poumon, du cœur, etc., développe des névroses trisplanchniques, et plus spécialement les *thoraciques*, en rendant convulsif le mouvement de ces centres nerveux, qui, comme nous avons vu, ont tant d'influence sur les fonctions de tous les organes.

Les névroses, qui peuvent être excitées par les substances alimentaires qu'on introduit journellement dans l'estomac, sont moins tenaces que celles qui sont causées par les agents que nous venons d'indiquer, quand la névrose qui en résulte ne provient que de la disproportion qui existe entre la quantité des aliments et la capacité de l'organe qui doit les contenir. Mais si, à l'énorme distension de l'estomac, on ajoute le spasme de ses membranes occasioné par le mauvais choix et la qualité nuisible des substances alimentaires, on s'expose à des névroses *trisplanchnico-abdominales* compliquées, dont la durée est souvent fort longue, quoique l'estomac ait pu se débarrasser des matières indigestes par la voie du vomissement ou l'expulsion au moyen d'un purgatif : en effet, le spasme s'est déjà propagé aux centres nerveux parsemés dans l'abdomen, à cause de la liaison étroite qui existe entr'eux et de l'influence que solidairement ces plexus exercent sur les fonctions des organes placés dans la même cavité.

§ 2.

Causes morales.

Les passions, en général, et les affections, ainsi que Gall les appelle, comme la colère,

la joie, la frayeur, la crainte, les chagrins, etc.,
peuvent devenir des causes de névroses de
toutes les espèces et de tous les degrés. Ces
causes prennent un caractère plus ou moins
véhément, selon le tempérament physiologi-
que de l'individu, selon son éducation, selon
ses habitudes; leurs effets, par conséquent,
et le résultat de leur action, sont en raison
directe de la sensibilité et de l'irritabilité du
sujet sur lequel elles agissent.

Toutes les passions, parmi lesquelles l'a-
mour joue un grand rôle, dirigeant à la fois
leur action sur les organes des sens et sur
ceux de la vie organique, il en résulte des
sensations qui sont aussi pénibles qu'alar-
mantes pour les personnes qui en souffrent.
Ces sensations, cependant, peuvent être passagères et se résoudre en de simples phénomènes nerveux, si les causes morales que
nous venons d'indiquer n'ont fait qu'effleurer
la sensibilité de celui qui y est soumis, sans
être poussées jusqu'à l'excitation ou à l'exal-
tation; mais si cette faculté de sentir vive-

ment, d'être ému par les passions qui sont dignes de faire battre le cœur de l'homme, si cette prérogative de l'esprit noble et généreux servent de pâture à quelqu'une de nos tristes affections, la secousse convulsive qu'elles impriment au système nerveux de la vie organique sera de longue durée, et elle sera de nature à développer des névroses trisplanchniques, selon la véhémence avec laquelle elles ont agi.

Chacun a pu vérifier, par l'observation, les effets subits de la frayeur, par exemple; et qu'on demande aux officiers qui ont fait la guerre, si, en présence de l'ennemi, on ne peut pas distinguer des vieux soldats les conscrits qui voient le feu pour la première fois?

Les violentes causes morales provoquent donc, dans le système du nerf trisplanchnique tout entier, un mouvement convulsif qui se propage non seulement aux organes des cavités splanchniques, mais aussi sympathiquement au système cérébro-spinal; et nous pouvons maintenant expliquer ce résultat par de nombreuses communications que nous avons vu exister entre ces deux nerfs. Il n'est personne à qui le chagrin n'ait produit des palpitations de cœur plus ou moins fortes ; qui n'ait poussé alors des soupirs entrecoupés, qui n'ait senti des nausées, qui ne se soit aperçu que le mouvement de ses membres n'est plus aussi complètement sous l'empire de sa volonté, que sa vue est assujétie par moment à des vertiges, et que l'ouïe, quelquefois affectée d'une sensibilité exagérée, lui a donné la sensation de bruissements, de tintement de cloche, de bruits de cascades, dont sa raison repoussait cependant l'existence.

On voit donc que les causes morales agitant le système du nerf trisplanchnique, peuvent troubler les fonctions des organes nutritifs et celles des sens.

L'on remarquera cependant que les désordres que les causes morales occasionent dans les fonctions des organes des sens, ne sont que des phénomènes nerveux passagers, ou du moins intermittents, tandis que le dérangement des fonctions des organes nutritifs, donne naissance à des névroses de nature *tonique* ou *clonique* de longue durée, qui font beaucoup souffrir les malades.

On comprendra par-là facilement pourquoi les causes qui ont agi puissamment sur le système du nerf trisplanchnique ne produisent que des désordres légers dans les fonctions des organes des sens, tandis qu'elles agissent plus profondément sur les fonctions des organes de la nutrition; en effet, les rapports du nerf trisplanchnique avec les ramifications qui servent à maintenir l'harmonie entre les deux systèmes, n'agissent dans cette circonstance que sympathiquement, au lieu que le nerf trisplanchnique exerce une influence vivifiante et active sur les organes des fonctions nutritives, et c'est de lui que part le fluide vital pour l'exécution de ces mêmes fonctions.

§ 3.

Métastases considérés comme causes des névroses
trisplanchniques.

J'ai eu occasion d'observer maintes fois
dans ma pratique médicale, que les personnes qui longtemps avaient été assujéties à des
éruptions de la peau ou au flux hémorrhoïdal périodique, se sont trouvées surprises par
une affection intérieure qui n'était qu'une névrose trisplanchnique, parce qu'elles se sont
vues tout-à-fait débarrassées de l'éruption ou
qu'elles ont cessé d'éprouver l'écoulement
par les hémorrhoïdes.

Sans partager l'opinion des médecins hu-
moristes qui pensent que la matière morbifique
se transporte de l'extérieur à l'intérieur du
corps, *et vive versâ*, ou des parties supérieures
aux inférieures, je suis cependant convaincu
qu'il existe un rapport et une sympathie entre
le système dermathoïde et le tissu des mem-

2

branes qui tapissent les organes intérieurs.

Ces sympathies et ces rapports seront faciles à concevoir, quand on apprendra que les tissus de l'enveloppe extérieure du corps, l'épiderme excepté, sont la continuation de ceux qui revêtent les organes des cavités splanchniques, qu'ils sont les mêmes membranes, étendues, développées sur toute la surface des divers canaux membraneux qui constituent les viscères.

Il ne sera donc pas étonnant que l'on observe bien souvent des névroses trisplanchniques causées par la disparution des dartres et par l'interruption brusque d'une éruption exanthématique, tel que la rougeole et la scarlatine, qui n'aura pas achevé son cours régulièrement.

J'ai cité la métastase, comme étant aussi une cause des affections nerveuses qui sont l'objet de cet ouvrage, parce qu'il m'est arrivé dernièrement encore de donner des soins pour une de ces indispositions, à un homme de lettres, qui, obligé par ses occupations de rester assis quelquefois dix-huit heures par jour, avait vu cesser le flux hémorrhoïdal par lequel pendant trente années, il avait conservé la meilleure santé.

CHAPITRE III.

Symptômes qui accompagnent les névroses trisplanchniques.

Les symptômes sont des signes qui servent au médecin pour connaître la maladie et la définir.

Les symptômes peuvent se diviser en deux classes :

Les symptômes *propres* ou *spéciaux*, qui sont pour ainsi dire l'expression de la maladie même.

Les symptômes *communs*, qui accompagnent toute espèce de maladies.

Il en sera de même pour les *névroses tris-planchniques*, quoique les symptômes ne révèlent que des souffrances locales, qui n'ont pour cause que le dérangement des fonctions nutritives.

Nous trouverons donc des symptômes qui sont *communs* à toutes les névroses, tandis qu'il y en a d'autres qui indiquent que la souffrance part d'un organe spécial, ce qui constitue le symptôme *propre* ou *spécial*, d'où la névrose tire son nom. Ne confondons pas cependant certaines sensations, qu'on appelle *phénomènes* ou *anomalies* nerveuses, avec les *symptômes communs* qui souvent, à cause de leur caractère bizarre ou de leur intensité, abattent le courage du patient plus que ne fait la névrose elle-même.

Je me propose donc de faire ressortir la différence qui existe entre les *symptômes communs* et ces derniers phénomènes, et d'analyser les *symptômes propres*, au fur et à mesure que nous traiterons des névroses spéciales, chaque symptôme propre devant être inséparable de l'histoire de la névrose dont il est le signe distinctif.

§ 1.

Symptômes communs.

Ainsi que je viens de le dire, on appelle *communs* les symptômes qu'on rencontre dans toutes les névroses trisplanchniques; les sensations qui constituent les symptômes communs, quoiqu'elles soient pénibles, ne sont ni aussi tenaces ni aussi douloureuses que celles qui viennent du symptôme propre; c'est-à-dire, de la névrose elle-même. Parmi les symptômes communs, et qu'on peut appeler *symptômes moraux*, sont : la crainte, la tristesse, l'humeur sombre, le caractère intolérant et irritable. Le malade qui est atteint de la plus légère névrose, de nature *clonique*, et qu'on appelle vulgairement *un hypocondriaque*, doute toujours de la capacité du médecin que lui-même a choisi, et préfère bien souvent employer le remède de bonne femme qui lui est offert en cachette.

Je comprends encore, parmi les symptômes communs, la tension et la constipation du ventre, qui accompagnent constamment toutes espèces de névroses; les langueurs ou faiblesses qu'on éprouve à l'estomac; les flatulences dont se plaignent aussi bien celui qui souffre d'une névrose thoracique ou encéphalique, que celui qui est atteint d'une névrose abdominale.

Pour que le rapprochement soit plus facile, entre les symptômes communs et les anomalies nerveuses, je vais faire l'analyse de ces dernières.

§ 2.

Phénomènes ou anomalies nerveuses qui accompagnent toutes les névroses trisplanchniques.

Outre les symptômes que je viens de décrire, les malades qui sont atteints de quelqu'une des névroses trisplanchniques, sont exposés à des sensations désagréables, qu'ils rapportent à plusieurs endroits de leur corps, mais, si éloignée cependant de la cavité qui est le siége de la névrose, qu'on peut les appeler *phénomènes* ou *anomalies nerveuses*. Ces sensations bizarres et parfois intermittentes, quoiqu'elles soient passagères, n'en sont pas moins, pour les patients, un sujet d'inquiétude et de crainte. Ils s'imaginent que l'apparition de tels phénomènes, dont ils ne savent se rendre compte, est produite par une cause matérielle, puisqu'ils les comparent parfois à une opération exécutée avec un instrument, au mouvement de quelqu'animal qui les dévore, à celui d'un reptile, d'une grenouille qui s'agite dans leur sein, et souvent même, ils ont la sensation d'un insecte qui semble s'agiter sur le lieu où ils rapportent l'anomalie nerveuse.

Dans les histoires particulières que je tracerai des névroses trisplanchniques, que j'ai eu le bonheur de guérir, je présenterai les exemples d'un grand nombre de phénomènes de cette espèce; je crois donc qu'il est superflu de détailler ici les diverses sensations qui constituent les anomalies ou phénomènes nerveux dont je viens de donner quelques exemples; je dirai seulement que la différence qu'il y a entre ces phénomènes et les symptômes, en général, est que ceux-ci ont leur siége dans les cavités splanchniques, et ont plus d'affinité avec les névroses, tandis que les phénomènes dont le point de départ est en dehors des cavités, présentent un caractère plus mobile et passent souvent avec la rapidité de l'éclair. Combien de fois n'avons-nous pas eu sous les yeux des personnes, de l'un et l'autre sexe, qui sont contraintes de faire mille grimaces en tordant la bouche, en agitant la tête, et clignotant rapidement les paupières, en roulant les yeux, etc.?..... De pareils mouvements convulsifs, qu'on appelle *tics*, sont autant de phénomènes nerveux.

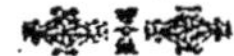

CHAPITRE IV.

Définition et dénomination des névroses trisplanchniques
en général.

Presque tous les hommes qui ont reçu de la nature un tempérament nerveux, particulièrement ceux qui sont habitués à une vie monotone et sédentaire, soit qu'ils languissent dans l'oisiveté, soit qu'ils s'occupent de travaux intellectuels, sont assujétis à mille incommodités qui, sans être de véritables maladies, leur causent cependant toutes sortes de malaises. Si, à la prédisposition naturelle qui résulte du tempérament, viennent se joindre des causes physiques ou morales, l'individu peut être surpris par des souffrances réelles, dont le siége est dans quelqu'une des grandes cavités, et qui sont occasionées par des mouvements convulsifs du système nerveux de la vie organique.

Ces souffrances, ces incommodités, sont autant de névroses trisplanchniques; et, puisque le nerf trisplanchnique, ou le système de la vie organique, est l'auteur de toutes ces fonctions, il doit incontestablement être aussi l'auteur des souffrances et des incommodités qui y retentissent. Selon la cavité où les névroses se feront sentir, elles seront *abdominales, thoraciques, encéphaliques,* c'est-à-dire, du bas-ventre, de la poitrine, ou de la tête.

Alors que la sensation douloureuse est fixée dans quelque viscère ou organe d'une cavité, la névrose devient *spéciale* et prend le nom de l'organe affecté, conservant toujours l'épithète qu'elle tire du nerf qui est la cause pathologique, c'est-à-dire le mot *trisplanchnique.*

Les névroses, par conséquent, de la cavité de l'abdomen (celles du bassin comprises), seront désignées sous les noms de :

Trisplanchnico-gastrique, pour celle de l'estomac;

Trisplanchnico-hépatobiliaire, du foie et l'appareil biliaire;

Trisplanchnico-entérique, des intestins;

Trisplanchnico-histérique, de la matrice.

Les névroses, qui affligent les organes placés dans le thorax, sont :

Trisplanchnico-pulmonaire ou du poumon;

Trisplanchnico-cardiaque, du cœur et ses dépendances;

Trisplanchnico - diaphragmatique, du diaphragme.

Les névroses encéphaliques tirent leur nom des mêmes symptômes apparents :

Trisplanchnico-céphalique, c'est la douleur de tête qu'on appelle *migraine;*

Trisplanchnico-vertigineuse, quand le patient se plaint que tout tourne autour de lui, ou que la tête lui tourne;

Trisplanchnico-rhinognesmique, cette sensation gênante et douloureuse qu'on éprouve dans la cavité du nez, qui commence de sa racine jusqu'à la gorge, et de celle-ci jusqu'au cerveau.

Examinons maintenant chacune des névroses spéciales appartenant aux trois cavités, en commençant par les névroses abdominales, et assignant à chacune leurs symptômes propres ou caractéristiques.

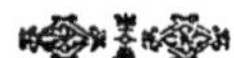

CHAPITRE V.

Névroses trisplanchnico-abdominales.

J'ai commencé l'histoire des névroses par celles qui attaquent les viscères de l'abdomen ou du bas-ventre, parce qu'elles sont plus nombreuses, non seulement à cause de la quantité plus grande d'organes qui sont contenus dans cette cavité, mais encore parce que les causes matérielles, se trouvant plus souvent en contact immédiat avec les organes de la cavité de l'abdomen, elles donnent occasion à un développement plus fréquent d'indispositions de cette nature.

Rarement on observe les névroses abdominales limitées à l'organe qu'elles ont affligé primitivement; le plus souvent on les voit compliquées avec celle du système hépato-biliaire : c'est pour cela que les personnes atteintes des névroses trisplanchnico-abdominales sont plus irritables, et montrent un caractère plus intolérant que celles qui souffrent des névroses qui dérangent les fonctions des organes des deux autres cavités. Cependant, les rapports qui existent entre les ramifications nerveuses des ganglions thoraciques, et les plexus de la cavité abdominale, nous expliquent pourquoi l'appareil biliaire se trouve souvent engagé sympathiquement dans les névroses des cavités thoraciques et encéphaliques.

On ne doit pas confondre les névroses dont je m'occupe, avec les inflammations des viscères de la même cavité, désignées sous le nom de *gastrite, hépatite, entérite,* etc. La différence qu'il y a entr'elles est si frappante, qu'elle peut être reconnue facilement, si on réfléchi qu'il n'existe pas d'inflammation ordinairement sans fièvre. Il est aussi facile de distinguer les indispositions des trois grandes cavités que je décris d'avec les maladies chroniques, dont le foyer est alimenté par une altération des tissus de l'organe affecté, puis-

qu'on découvre, par la pression et par l'auscultation, l'engorgement ou l'obstruction qui
doit exister; d'ailleurs la sensation douloureuse que le malade éprouve sur la région
où correspond l'organe malade, doit éclairer
aussi sur la véritable cause des souffrances.

§ 1.

Névrose trisplanchnico - gastrique ou névrose
de l'estomac.

Avant de décrire les symptômes qui sont
propres à la névrose trisplanchnique de cet
organe, je tracerai le parallèle des principaux
symptômes de la vraie gastrite et de l'indisposition dont je m'occupe, qui consiste dans un
simple désordre des fonctions de l'estomac,
sans qu'il existe aucun travail morbifique, soit
aigu, soit chronique, dans le tissu même des
membranes de ce viscère.

Je répéterai d'abord qu'il ne faut pas supposer l'existence d'une inflammation quand
il n'y a point de fièvre; or, la gastrite a été de

tous temps reconnue pour une maladie inflammatoire, et par conséquent son premier
symptôme doit consister dans cet état anor-
mal de la circulation sanguine qui est l'état
fébrile. Ce symptôme manque tout-à-fait dans
la névrose trisplanchnico-gastrique.

Dans cette indisposition stomachique,
quand l'accès spasmodique n'existe pas, le
viscère peut recevoir les aliments et les rete-
nir, tandis que dans la gastrite on observe
une tendance suivie au mouvement antipéris-
taltique, et le malade éprouve continuellement des nausées.

L'inflammation qui accompagne la gastrite
étend ses rayons à la membrane péritonéale,
parce que celle-ci fournit à l'estomac sa membrane extérieure; la gastrite se trouve accompagnée d'un fort météorisme annoncé par une
distension de l'abdomen, tandis que dans la
névrose gastrique le patient ne se plaint que
d'une sensation de ballonnement et d'une
compression douloureuse, sans qu'il existe
aucune distension réelle; un autre symptôme

caractéristique de la gastrite, est la douleur aiguë à la région de l'estomac, douleur qui augmente à la plus légère pression, tandis que dans l'indisposition qui nous occupe il n'existe en réalité aucune douleur aiguë, si nous en exceptons cette sensation gênante et compressive, qui se fait sentir sans interruption pendant la durée de l'accès.

Pour ne pas prolonger sans nécessité cet article, je termine ici le parallèle que j'avais entrepris, pour arriver au détail des symptômes qui caractérisent la névrose trisplanchnicogastrique.

Un des principaux symptômes dont se plaignent ceux qui sont atteints par la névrose de l'estomac, est une sensation de contraction qu'ils éprouvent dans l'organe tout entier, et qu'ils appellent *crampe de l'estomac*.

Cette sensation constrictive est passagère, ne revient qu'à des intervalles très-éloignés, alors que l'estomac est occupé du travail de la digestion, ou quand il est tout-à-fait vide. De même que la convulsion *tonique* des membranes

de l'estomac peut donner naissance à des contractions ou crampes, la convulsion *clonique*
des membranes du même organe occasione
aussi l'expulsion violente et bruyante de flatu-
lence qui se fait par la bouche et peut durer
plusieurs heures sans interruption, en laissant le patient, après qu'elle est terminée,
dans un état d'abattement complet.

De la même nature, et dérivant de la même
condition convulsive des membranes de l'estomac, sont ces langueurs à type intermittent
auxquelles sont sujettes les personnes, particulièrement les femmes qui sont affligées de
la névrose gastrique. Il leur semble à chaque
instant qu'elles vont tomber en défaillance, et
elles croient par conséquent qu'elles ont, à
chaque instant, un pressant besoin de prendre
quelque nourriture, quoique ces fausses faims
leur arrivent peu de temps après qu'elles ont
mangé; mais, il suffit de la plus petite dose
d'aliments liquides ou solides, pour faire cesser cette sensation.

Je ne donne pas ce dernier symptôme

comme distinctif de la névrose gastrique, tandis que nous assignons comme caractéristique les deux premiers; en effet, dans d'autres névroses trisplanchniques, dans l'hystérique, par exemple, j'ai observé que les individus névrotiques se plaignent aussi de souffrir des langueurs d'estomac, quoique moins fréquemment que dans la névrose que je viens de décrire.

On observe aussi dans la névrose gastrique la constipation habituelle, et la langue est couverte d'une pâte blanchâtre et visqueuse.

§ 2.

Névrose trisplanchnico-hépato-biliaire ou névrose du foie et de l'appareil biliaire.

Cet organe, qui joue un rôle si important et si étendu dans l'économie organique, se trouve souvent engagé dans les autres espèces de névrose, soit directement soit par sympathie, à cause des rapports que nous avons vu exister entre tous les plexus, et encore parce qu'il concoure, par les sécrétions qui sont le produit de ses fonctions, à faire exécuter la digestion aux organes chylo-poïetiques placés dans la même cavité que lui.

Lorsqu'il arrive que les conduits biliaires sont atteints par une contraction spasmodique ou convulsion tonique, l'individu est surpris par un accès douloureux, dont le siége correspond à celui du canal biliaire.

Ces accès et ces assauts douloureux sont toujours le résultat d'une prédisposition névrotique qui existe dans cet organe, c'est-à-dire d'un léger désordre dans les fonctions, désordre auquel on n'a pas su remédier.

Nous ferons pourtant remarquer que les symptômes propres qui nous font connaître la névrose du système hépatique, peuvent varier suivant que la spasmodie se trouve limitée au canal hépatique et cystique, ou bien est propagée au canal cholédoque et à l'intestin grêle.

Dans le premier cas, le patient se plaint d'éprouver une sensation de constriction et de pesanteur à la région hépatique, accompagnée d'une tension douloureuse à l'hypocondre correspondant. Dans le second, le malade se plaint d'une sensation de tortillement des intestins sur l'espace qui répond à la région épigastrique, et qui est limitée par la cholecyste (vésicule du fiel) et l'intestin grêle.

Les rapports de sympathie qui existent entre le foie et l'estomac, font que ce dernier se montre affecté durant l'accès, et qu'il se trouve en proie à des mouvements antipéristaltiques qui le contraignent à rejeter les matières qu'il contient, en laissant toujours après la crise un sentiment de nausée. Le vomissement, cependant, est bien souvent un signe que l'accès est prêt à se terminer.

On peut assigner aussi comme symptôme propre de la névrose de l'appareil hépato-biliaire, la constipation que nous avons vu persister jusqu'à quinze jours, et l'on explique facilement ce symptôme, si on réfléchit que l'humeur de la bile est un liquide savonneux

nécessaire pour que la matière fécale se constitue dans une espèce de pâte, et pour que
cette matière puisse avec facilité glisser dans
le gros intestin qui détermine son expulsion
du corps. Sans la présence de la bile qui est
suspendue par la constriction, les matières
ne peuvent prendre une forme continue; elles
restent séparées en boulettes sèches et dures,
que le malade rend alors avec effort, et dont
souvent des lavements ont peine à le débarrasser. En effet, la spasmodie par laquelle est
resserrée la fibre des conduits biliaires durant la névrose, quoiqu'elle soit légère, empêche plus ou moins la libre descente de la
bile dans les intestins.

Le même obstacle qui s'oppose à la descente de la bile dans le canal intestinal, fait
que le foie, son organe sécréteur, se trouve
dans la nécessité d'en réabsorber. Cette imbi-
bition forcée du foie causant quelque augmen-
tation dans son volume, il lui arrive de peser
quelquefois sur le diaphragme, particulièrement pendant l'acte de l'inspiration; voilà

pourquoi, parmi les symptômes propres de cette névrose, il faut compter celui d'une petite toux sèche à des intervalles éloignés.

Quoique ce dernier symptôme accompagne presque constamment l'*hépatite* ou l'inflammation du foie, et plus encore l'*obstruction* que toute autre maladie de cet organe, cependant il y a une grande différence entre la toux qu'on observe dans ces dernières maladies, quand elles sont aiguës ou chroniques, et celle de la simple névrose hépatique, quoiqu'elle soit violente.

Il existe néanmoins une affection spasmodique de l'appareil biliaire, occasionée par la présence d'une concrétion calcaire qui peut séjourner soit dans la vésicule du fiel soit dans les conduits biliaires eux-mêmes, dont les symptômes sont analogues à ceux des névroses hépato-biliaires.

Bien qu'en réalité on observe une différence très grande entre la nature de la douleur locale qu'occasionent les calculs biliaires et celle que cause la névrose spasmodique, cependant, pour ne pas commettre d'erreur, il faut s'assurer qu'il n'existe dans les organes destinés à la sécrétion de la bile aucun corps étranger, en analysant plusieurs fois et très-soigneusement la matière fécale que le malade a évacuée par le fait d'un purgatif actif.

La jaunisse, qui se manifeste durant les accès de la névrose hépato - biliaire, connue communément sous le nom de *colique-hépatique,* pouvant être un symptôme commun à toutes les maladies du foie, aussi bien que la couleur jaune obscur de l'urine, je m'abstiens de les signaler parmi les symptômes propres à la névrose que nous venons de décrire.

Je terminerai cet article en signalant la différence qu'il y a, entre la douleur locale produite par les calculs biliaires, et la douleur occasionée par la névrose spasmodique.

La douleur de la névrose est plus étendue, plus vibrative, sans élancements concentrés, tandis que celle qui tire son origine d'une concrétion calcaire est concentrée dans un point seul et est de nature lancinante.

§ 3.

Névrose trisplanchnico-splénique ou de la rate.

Une sensation gênante de pesanteur et de douleur sourde, accompagnée même de la tension de l'hypocondre splénique ou gauche, annonce cette névrose.

Tant que le désordre des fonctions est limité à cet organe, le malade ne se plaint pas de son mal; mais rarement la névrose trisplanchnico-splénique dure longtemps sans s'associer avec celle de l'estomac ou des intestins. Dans ce cas, les symptômes sont compliqués, parce qu'ils annoncent le dérangement des fonctions des trois viscères abdominaux qui souffrent à la fois de la névrose.

La névrose splénique montre donc pour tout symptôme caractéristique, ceux que nous venons d'indiquer, accompagnés d'une soif vive qui rend la langue sèche.

Les autres symptômes morbides sont communs à toutes les névroses trisplanchniques.

§ 4.

Névrose trisplanchnico-entérique ou des intestins.

C'est au bas-ventre, et spécialement à la région du nombril que le patient atteint de cette indisposition éprouve une sensation douloureuse de tiraillement. Un des symptômes qui la caractérise consiste dans une envie répétée d'évacuer, sans en obtenir aucun résultat, et quelquefois le malade est tout d'un coup surpris par une diarrhée qui dure peu de jours et ne tarde pas à être remplacée par une constipation très-obstinée. Dans cette névrose, on observe une tension abdominale très-gênante vers la région hypogastrique, et la langue est couverte d'une pâte à peu près comme celle que j'ai signalée dans la névrose gastrique; des borborygmes se font sentir le long du canal intestinal; ils sont occasionés par une quantité de gaz, dont l'état spasmodique des intestins empêche la sortie. Le malade atteint de névrose entérique éprouve souvent le besoin de manger; mais après le plus petit repas, son ventre lui semble être si tendu, qu'il se voit forcé de se desserrer et de relâcher ses vêtements.

La névrose entérique ayant pour cause la convulsion *clonique* de la fibre des intestins, il arrive aussi que, si, durant l'état de constriction, le patient se trouve gêné par la tension de l'abdomen, il est soulagé lorsque l'expulsion des gaz lui devient possible.

Cette alternative de constriction et de relâchement, c'est-à-dire la convulsion *clonique* soumet le malade à une quantité de symptômes que, par leurs bizarreries, on pourrait considérer comme des phénomènes nerveux, si au lieu de les éprouver dans l'organe affligé, ils avaient leur retentissement dans d'autres parties du corps, éloignées de la cavité où l'organe malade est placé.

Pour donner un exemple de l'étrangeté des symptômes que détermine la névrose entérique de nature clonique, je raconterai ici l'histoire de la maladie d'un vieux chanoine, qui se plaignait de sentir, dans les intestins, des animaux de toutes sortes; c'était tantôt des reptiles, tantôt des batraciens, et je ne cacherai pas la ruse qu'il a fallu mettre en usage pour le débarrasser de son mal. Depuis longtemps, ce chanoine, âgé alors de 72 ans, souffrait diverses incommodités, soit dans la cavité du thorax, soit dans celle de l'abdomen; il croyait que la cause de ses tourments avait sa source unique dans l'accomplissement de ses devoirs ecclésiastiques, pour lesquels il avait dû quitter, depuis vingt ans, les habitudes de sa première jeunesse, qui étaient de prendre beaucoup d'exercice à la chasse.

Tant que les symptômes de ses indispositions n'affectèrent pas son imagination ardente, il n'eut pour médecin que son domestique, qu'il consultait plusieurs fois dans la journée, et qui était le confident de ses peines. Mais, aux premières atteintes d'une sensation aussi gênante qu'inexplicable, qui semblait vouloir fixer son siége dans l'abdomen, il commença à craindre que sa santé fût sérieusement compromise. De ce moment seulement, il comprit que les consultations de son *Antonio* ne suffiraient pas pour le rassurer sur son existence qu'il croyait en danger; il fit alors appeler près de lui les plus célèbres médecins de la ville; et, après un très-bref récit des souffrances qu'il avait endurées pendant vingt années, il les pria de lui administrer les moyens de se débarrasser, le plus tôt possible, de certains animaux qu'il sentait distinctement mouvoir et sauter dans son ventre. Comme on le pense bien, il arriva que les médecins appelés tour à tour se moquèrent de lui, en cherchant cependant à lui persuader que les animaux qu'il sentait n'était qu'un effet de son imagination, qui s'exaltant, à cause de la durée de ses souffrances, altérait et pervertissait ses sensations.

Le chanoine, très-convaincu de la réalité des explications qu'il donnait aux médecins, recueillit toute son attention pour démêler les mouvements et les bruits qu'il sentait, afin de pouvoir préciser à quelle espèce de batraciens appartenaient les hôtes incommodes dont il voulait se défaire; enfin, les croassements qu'il entendait, disait-il, distinctement, lui permirent d'assurer qu'il s'agissait de grenouilles.

Les médecins, pour calmer son imagination, lui ordonnèrent des remèdes indifférents, par lesquels, comme on peut bien croire, le malade ne fut nullement soulagé; il insista, et répétait qu'il ne guérirait que du moment où un médecin lui aurait prescrit quelque remède pour l'expulsion des grenouilles de son corps. Ce fut alors que je fus nommé, et le malade, sur ce qu'on lui avait dit, voulu que, sans retard, on allât me chercher à dix lieues de distance. Arrivé chez le chanoine, on me mit à la hâte au courant de sa maladie, et je fus introduit ensuite près du lit du malade, que je trouvai plongé dans une profonde tristesse. Il commença à faire un long récit de ses souffrances, et de l'impossibilité où il avait été de s'en guérir complètement jusqu'à ce jour; mais il espérait que je possédais le secret de chasser les animaux qui, pendant trois ans, avaient pris droit de domicile dans ses intestins, secret qu'avaient ignoré jusqu'à présent les médecins qu'il avait tour à tour consultés. Sans paraître m'étonner de l'extravagance de son récit, je cherchai au contraire à le persuader que, quoique une telle maladie fût fort rare, on en trouvait cependant des exemples dans les bons auteurs. Le malade déclara qu'il me donnait toute sa confiance, et me pria de commencer le traitement nécessaire pour extirper les grenouilles qu'il sentait sauter plus que jamais.

La disparution de ces bizarres sensations ne se fit attendre que trois heures après qu'il eut avalé, le lendemain matin, une potion purgative; il voulut s'assurer par lui-même de l'efficacité de la médecine; sa joie fut au comble, quand il vit sa chimère réalisée, et il s'écria gaîment : « Vois, vois, Antonio, que j'avais raison; voilà les grenouilles sorties; elles sont vivantes encore. » Le conten-

tement et la gaîté firent bientôt place à la
profonde tristesse dans laquelle il était plongé
depuis longtemps; il embrassait tantôt le médecin, et tantôt Antonio, tous les deux pré-
sents à l'inspection que le chanoine faisait de
la chaise percée, et il finit par pleurer de ten-
dresse. Son valet fut le vrai médecin dans ce
cas, quand l'affection qu'il portait à son
maître, et son bon sens, lui suggérèrent
d'adhérer à la proposition qui lui fut faite de
tromper le malade en jetant quelques grenouilles dans le vase qui devait recueillir
les preuves incontestables de ses infirmités
extraordinaires. Dès-lors, en effet, le vieux
chanoine fut délivré de la sensation qu'il
éprouvait dans les intestins, c'est-à-dire de
la névrose trisplanchnico - entérite; mais
celle-ci fit place à une légère névrose-gastri-
que, dont il fut guéri également en moins de
quinze jours, par un traitement que j'expli-
querai à l'article relatif à la guérison radicale
des névroses trisplanchniques.

§ 5.

Névrose trisplanchnico-hystérique ou de la matrice.

Cette névrose, qui est connue sous les noms de *hystérie*, mal *hystérique, passion hystérique, suffo-cation de la matrice*, est considérée, par Syden-ham, comme l'hypochondrie des femmes. Elle se présente sous diverses formes, et on peut la classer en divers degrés, selon la force de ses accès.

Je ne prétends pas détailler ici les symp-tômes qui accompagnent les différents accès hystériques, mais seulement faire remarquer ceux de la simple névrose trisplanchnico-hystérique, où sans cesse la malade, surprise par de violents assauts convulsifs, éprouve des sensations si étranges et si gênantes, qu'elle est contrainte de se plaindre et de re-courir à l'assistance du médecin.

Les sujets disposés à la névrose que je dé-cris, se distinguent en général par une grande excitabilité nerveuse; la malade étant, à cause de cela, portée à exagérer ses souffrances sans qu'il existe de symptômes apparents qui les manifestent, les médecins se contentent de lui prescrire de l'eau sucrée à l'eau d'oranger, en disant : *Ce n'est rien, ce sont les nerfs.*

Les symptômes qui caractérisent la simple névrose trisplanchnico-hystérique, consistent en ce que les patientes se plaignent d'un re-muement de la matrice pareil au mouvement d'un globe qui roule.

D'autres fois la femme éprouve une sensa-tion de pesanteur à la région hypogastrique, comme si la matrice tombait, ou une sensa-tion de distension dans la même région, ou de tuméfaction, comme si l'organe avait au-gmenté de volume, et effectivement ce la peut arriver.

L'état spasmodique de cet organe féminin est la cause de plusieurs autres symptômes et phénomènes, que nous voyons accompa-gner cette névrose. De cette nature est le besoin qu'ont les femmes hystériques d'uri-ner très souvent, à cause que la matrice se

trouvant dilatée, pousse la vessie urinaire,
et la contraint de se débarrasser de l'urine
qu'elle contient. Cette urine est pâle et claire
comme de l'eau, parce que le système urinaire est en proie aussi à des spasmes. Pour
la même raison, ainsi que par le fait des
sympathies nerveuses, la patiente souffre
souvent de maux de cœur jusqu'au point de
vomir; son ventre se montre tantôt constipé
et tantôt trop relâché, sans que cependant un
tel symptôme soit propre exclusivement à la
névrose hystérique. Est aussi un symptôme
sympathique, qui accompagne la névrose hystérique, la sensation de constriction à la
gorge, comme s'il y avait dedans un corps
rond qui empêchât d'avaler et de respirer,
et pourtant nous avons observé l'existence de
cette même sensation, qu'on appelle le *globe
hystérique*, dans certaines névroses, même dans
l'homme qui souffre d'une névrose trisplan-
chnico-encéphalique. Il en est de la névrose
hystérique comme des autres névroses abdominales, c'est-à-dire que nous l'observons

souvent compliquée avec quelqu'autre névrose de la même cavité, telle que la *gastrique*, l'*entérique*, etc. Dans ce cas, les symptômes qui distinguent la névrose *trisplanchnico-hystérique*, sont mêlés à ceux de l'organe qui vient d'être engagé.

Les phénomènes ou anomalies nerveuses, qui accompagnent la névrose hystérique, sont nombreux et bizarres.

Plus que dans toute autre névrose, la malade éprouve de fortes bouffées de chaleur qui lui montent rapidement à la figure, suivies le plus souvent, de frissons passagers; elle éprouve aussi un besoin de pleurer, de crier, de se fâcher, parce qu'il lui semble n'être pas assez plainte par les personnes qui l'entourent.

Pour que la névrose dont je viens de décrire le premier degré n'arrive pas à son apogée, qui quelquefois peut être fatal, il faut la soigner dès son origine jusqu'à ce qu'elle ait entièrement disparu.

CHAPITRE VI.

Névroses trisplanchnico-thoraciques ou du thorax.

On éprouve très-souvent des sensations anormales et gênantes dans la cavité de la poitrine, qui alarment l'imagination, parce qu'elles ont de la ressemblance avec les symptômes qui caractérisent l'altération organique de quelqu'un des viscères contenus dans cette cavité. Ces sensations, qui ne sont pas continues, mais qui cependant peuvent durer plusieurs heures, sont des symptômes qui appartiennent aux névroses trisplanchnico-thoraciques dont je vais m'occuper.

Il ne faut pas confondre les symptômes des maladies chroniques des organes thoraciques, avec ceux que causent les mouvements convulsifs du nerf trisplanchnique, qui por-

tant le trouble dans les fonctions des organes,
font éprouver au patient les effets résultants
de ce désordre.

La différence qui existe entre les symptômes des névroses thoraciques et ceux qu'entraîne une désorganisation viscérale, est très-
grande. En effet, dans les maladies des organes thoraciques produites par une altération
organique des tissus, les symptômes, outre qu'ils peuvent être reconnus au moyen de
la percussion et de l'auscultation, persistent,
quoiqu'en changeant d'intensité. Il en est au-
trement des symptômes qui causent le désordre des fonctions dans les organes atteints par
la névrose trisplanchnico-thoracique; ceux-
ci n'affligent le malade que tant que dure le
bref accès nerveux qui les produit.

Nous trouverons à observer trois névroses
trisplanchniques dans la cavité du thorax :

Celle du cœur, ou la névrose trisplanchnico-cardiaque;

Celle du poumon, ou névrose trisplanchnico pulmonaire;

Celle du diaphragme, ou névrose tris-planchnico-diaphragmatique.

§ 1.

Névrose trisplanchnico - cardiaque ou du cœur et de ses dépendances.

Combien de fois des médecins appelés près des malades qui sont sous l'influence d'un accès de névrose cardiaque, ne se sont-ils pas trompés lorsqu'ils ont établi le diagnostic sans avoir connaissance du tempérament du malade, sans l'avoir suffisamment questionné pour apprendre de lui les causes qui ont donné naissance aux désordres qu'ils reconnaissent, et dont l'organe principal est l'agent de la circulation sanguine? Bien souvent le médecin, observant dans le patient atteint de la névrose cardiaque des symptômes qui caractérisent les anévrismes, tombe dans l'erreur de croire que les palpitations fréquentes qui s'étendent quelquefois jusqu'à la région épigastrique, et les battements de cœur qu'il apprécie, sont des signes qui n'appartiennent qu'aux hypertrophies.

Mais l'homme prudent et observateur remet son jugement au lendemain; et pour établir le diagnostic de la maladie dans l'intervalle des souffrances, il cherche à reconnaître si les symptômes qui l'avaient effrayé durant l'accès, n'étaient pas causés par une action convulsive des nerfs cardiaques et par conséquent passagers, ou bien si la palpitation et le battement du cœur continuant encore avec irrégularité et très souvent avec intermittence, ne lui donne pas le droit de soupçonner l'existence d'une altération dans la structure de l'organe de la circulation.

La différence qu'il y a entre les symptômes de la névrose cardiaque et l'altération organique du cœur, n'est pas limitée seulement à ce que les symptômes de la première affection sont tout à fait passagers, tandis que, dans la seconde maladie, ils sont continus; mais plusieurs autres signes caractéristiques accompagnent la maladie qui peut exister dans le

viscère le plus important de l'économie organico-animale.

Le médecin habile peut en saisir les premières traces, en examinant attentivement la
physionomie du malade et en observant bien
ses yeux. En effet, il présente une figure pâle,
tiraillée, la prunelle de l'œil dilatée et le re-
gard égaré; en mettant la main sur la région
du cœur, on sentira que les battements de cet
organe sont profonds, obtus, confus, irrégu-
liers et presque toujours intermittents. Le
malade ne peut se coucher que dans une seule
position que la pratique médicale ne peut déterminer d'avance, et c'est au moyen de l'auscultation et de la percussion que le médecin
finit par s'assurer s'il s'agit vraiment d'une
altération dans la structure du cœur.

Plusieurs autres symptômes secondaires
peuvent venir à l'aide du médecin; telle est
la douleur sourde qui existe sur les épaules
ou sur les bras, une gêne constante, plus ou
moins forte, dans la respiration; souvent le
malade se plaint d'une sensation de constric-

tion dans la gorge et d'une tension perma-
nente à la région épigastrique, tandis que,
dans la névrose cardiaque, la gêne de la respiration n'est sensible que pendant l'accès
nerveux. Dans les intervalles des accès, qui
durent des semaines et même des mois, le
malade dort dans toutes les positions, sans
éprouver aucune difficulté dans la respiration, ni aucune sensation incommode dans
la région cardiaque.

Les phénomènes nerveux, dans les dilata-
tions du cœur et de ses dépendances, se présentent en foule dans tous les endroits du
corps, et ils sont d'une ténacité, d'une violence extrême, au point que souvent, le malade pendant un de ces orgasmes que lui
cause les mouvements désordonnés des nerfs,
chercherait à se détruire s'il n'en était em-
pêché. Une fois que le médecin s'est donné la
peine de bien observer les symptômes et de
bien examiner le patient, il lui sera facile
d'établir le diagnostic de la névrose cardiaque, et de calmer par conséquent son malade,

puisqu'il est rare que l'individu affecté de la névrose dont je m'occupe, n'ait pas l'imagination montée à cause de l'analogie qui existe entre les principaux symptômes de cette indisposition passagère, et la maladie qui provient des altérations du cœur, soit que son tissu musculaire soit hypertrophié ou qu'il soit atrophié.

Un autre phénomène à la présence duquel on doit aussi faire attention pour le distinguer des symptômes qui accompagnent presque toujours l'altération organique du cœur, c'est une sensation de pesanteur et de constriction qui souvent se manifeste sur le sternum. Ce phénomène douloureux, que les auteurs désignent, comme nous avons dit, sous le nom général de *crampe du thorax*, peut précéder l'accès de la névrose trisplanchnico-cardiaque; mais ordinairement elle ne se développe qu'après. Il existe cependant une différence entre ce phénomène et le signe presque caractéristique de l'hypertrophie de l'organe de la circulation sanguine; c'est que le pre-

mier n'est que l'effet d'une anomalie nerveuse
tout à fait passagère quoiqu'elle se renouvelle
par intervalles, tandis que dans le dernier cas
la crampe du thorax est intense et tenace,
et est accompagnée d'une forte oppression de
la respiration.

Les premiers soins, donc, qu'on doit donner au malade atteint de névrose cardiaque,
seront des soins moraux, et il faut lui persuader que la cause de ses souffrances est tout
à fait nerveuse et facile à guérir, lui expliquant les raisons qu'il a de ne rien craindre
pour son existence.

§ 2.

Névrose trisplanchnico-pulmonaire ou du poumon.

Celui qui est atteint par cette névrose se
plaint d'avoir de la difficulté à respirer et d'une
sensation gênante dans l'organe pulmonaire,
sensation qui lui fait éprouver le besoin de
reprendre fréquemment haleine; et quoiqu'il

n'éprouve aucun obstacle à exécuter l'acte de la respiration, il se plaint cependant qu'il étouffe.

L'état spasmodique de l'appareil pulmonaire, sous l'influence de cette névrose, est cause qu'il semble au patient qu'un corps étranger qui l'irrite, est fixé dans le larynx ou le long de la tranchée, et il fait, pour s'en débarrasser, toutes sortes d'efforts, toussant et crachant fréquemment, sans en avoir un véritable besoin.

Pendant l'accès, la névrose pulmonaire présente des symptômes qui, si nous en exceptons la fièvre qui est le signe distinctif de l'inflammation du poumon, sont en apparence analogues à ceux de la pulmonie. Par intervalles, le malade tousse et se plaint d'une sensation douloureuse entre les côtes, comme celle d'une pleurésie ; mais la toux est si faible, et ces excitations à tousser si éloignées l'une de l'autre, qu'on reconnaît facilement la différence qu'il y a entre la pulmonie et la névrose que nous décrivons.

Avec la même facilité, on s'aperçoit que la sensation douloureuse n'est pas une pleurésie par la rapidité avec laquelle elle vient et disparaît.

Si la névrose pulmonaire afflige pour quelque temps le malade, il est rare qu'on ne la voie pas s'associer avec la névrose diaphragmatique; quelquefois aussi, nous avons observé la complication des trois névroses thoraciques dans le même temps.

§ 3.

Névrose trisplanchnico-diaphragmatique ou du diaphragme.

Très rarement cette névrose se trouve isolée de la névrose pulmonaire; et alors qu'on observe les symptômes propres à elle seule, il ne se passe pas longtemps sans qu'on ne les voie compliqués des symptômes appartenants à une des deux autres névroses thoraciques, ou à toutes les deux ensemble.

J'énoncerai, cependant, les symptômes qui sont caractéristiques de la névrose diaphragmatique, pour les distinguer de ceux qui appartiennent aux deux autres névroses de la même cavité.

Cette névrose, comme toutes les autres, consiste dans le désordre des fonctions de l'organe qui en est atteint, à cause de l'action anormale du nerf trisplanchnique, leur agent principal ; il arrive quelquefois que les mouvements spasmodiques se sont plus rapidement propagés aux ramifications nerveuses du diaphragme, qu'à celles des autres organes thoraciques.

C'est dans ce cas qu'on peut observer la névrose dont nous nous occupons, sans qu'elle soit compliquée, de celles des autres organes de la même cavité. Elle est reconnaissable aux symptômes suivants : une sensation douloureuse, mais non pas très vive, et qui semble ceindre le dos et les hypocondres, et qui passe aussi promptement qu'elle vient ; mais elle provoque cependant les plaintes, à cause de la

présence simultanée d'autres sensations gênantes qui existent dans le même temps, et
dont elle est cause, telles qu'une respiration
courte et précipitée avec sentiment de suffo-
cation, une petite toux sèche, une sorte de
réplétion de l'estomac, des nausées, etc. On
reconnaît à ces symptômes, et au développement des flatulences, que le diaphragme est
engagé dans les névroses cardiaques et pul-
monaires ; et lorsque la convulsion clonique
des nerfs de ce viscère est un peu forte et dure
plus longtemps que d'habitude, on observe
que, pendant l'accès le malade montre une
espèce de rire sardonique, que son humeur
devient sombre et triste, plus encore que dans
les autres névroses.

Il y a cependant une grande différence entre la névrose que nous décrivons et la cruelle
et dangereuse maladie appelée *diaphragmite* ou
paraphrénite. Celle-ci est accompagnée d'une
fièvre inflammatoire, avec une douleur aiguë
entre les fausses côtes et les dernières vertèbres du dos ; le malaise et l'anxiété sont ex-

trêmes; la respiration est accélérée, convulsive et sanglottante; elle est accompagnée
de hoquet, de délire, du retirement de l'hypocondre sous les côtes, et de l'immobilité du
ventre pendant la respiration.

CHAPITRE VII.

Névroses trisplanchnico-encéphaliques ou de la tête.

Je donne le nom de *névrose encéphalique* aux sensations gênantes, bizarres et douloureuses qui semblent correspondre aux divers organes des sens ou bien aux différentes régions de la tête.

Les névroses encéphaliques excluent toutes sortes de maladies aiguës et chroniques qui aient rapport au cerveau, organe d'intelligence. Il ne faut pas confondre, par conséquent, les névroses encéphaliques avec les affections vésaniques, et moins encore avec les maladies aiguës qui peuvent atteindre les méninges, etc.

Je distinguerai les névroses encéphaliques en :

Trisphanchnico-céphalique; c'est la douleur de tête appelée vulgairement *migraine*;

Névrose *trisplanchnico - vertigineuse;* celle qui produit la sensation de tournoiement des objets qui nous entourent ou pendant laquelle il semble que la tête tourne;

Névrose *trisplanchnico - rhino - gnesmique;* c'est une sensation bizarre et pénible dans la cavité du nez.

§ 1.

Névrose trisplanchnico-céphalique ou migraine.

Les femmes, plus que les hommes, sont sujettes à cette névrose. Nous croyons pouvoir assurer que les personnes du sexe forment les quatre-vingts centièmes de celles qui sont atteintes de migraine dans quelques régions que ce soit de la tête, et cela une ou deux, ou même quatre fois par mois.

La névrose céphalique présente parfois le caractère périodique, mais plus souvent encore elle est vague, c'est-à-dire sans époque déterminée; elle est précédée par des frissons, et durant son accès, souvent ces frissons

alternent avec des bouffées de chaleur. Les
nausées l'annoncent quelquefois, et le vomissement est bien souvent un favorable indice
de sa terminaison. La sensation douloureuse
que cause cette névrose correspond tantôt au
front ou aux os pariétaux, et tantôt à l'occi-
put. Selon les ramifications nerveuses qui se
trouvent ébranlées, l'individu éprouve des
tensions nerveuses à la gorge, aux oreilles,
aux yeux, au nez, etc.; celles-ci augmentent
encore les souffrances.

L'accès douloureux dure quelquefois deux
jours et plus; mais ordinairement sa durée
est de six à vingt-quatre heures, sans interruption.

Quand il est tout à fait calmé, le cuir chevelu reste encore douloureux, et le malade se
trouve dans un état de postration et de faiblesse; l'humeur du malade est changée, son
caractère plus intolérant que de coutume, et
ce n'est qu'après plusieurs jours qu'il revient
à ses habitudes ordinaires.

§ 2.

Névrose trisplanchnico-vertigineuse, semblant affecter l'organe de la vue.

Il n'y a aucune névrose qui décourage et alarme autant le malade que la névrose vertigineuse, qui est celle que je vais décrire.

Celui qui en est atteint croit voir tourner tous les objets qui l'environnent ou bien il est surpris subitement par un vertige ou tournoiement de tête et une sorte d'ondulation et d'incertitude dans les organes locomotifs; dans ces deux cas, des chutes peuvent survenir pendant la marche, si l'on ne prend pas la précaution de s'arrêter et de s'appuyer.

Le malade éprouve aussi des sensations qui lui annoncent un désordre dans les fonctions des autres organes des sens; il lui semble entendre continuellement des bruits divers, et il croit que les oreilles lui tintent. La cavité du nez est aussi en proie à diverses sensations

anormales, ou cet organe est le siége d'un pru-
rit fort incommode ; tantôt il est comme privé
d'odorat ; tantôt le sens est si exquis qu'il lui
paraît sentir des odeurs qui n'existent pour
personne autour de lui ; l'appétit est presque
nul, à cause de cette susceptibilité ou de l'impossibilité où l'on est de sentir la saveur des
mets ; on dirait même que la sensation du tact
est devenue obtuse.

Durant l'accès de la névrose vertigineuse ,
il est impossible à celui qui l'éprouve de rester debout ; mais il reprend son assiette quand
il tient sa tête appuyée et les yeux fermés. Cet
état le rend timide et craintif, et même, quand
l'accès est terminé , il n'ose pas marcher sans
l'appui de quelqu'un. Une inquiétude et une
tristesse extrême, poussée jusqu'aux larmes,
s'empare de lui, à tel point qu'il recherche la
solitude. Les visites de ses plus chers amis lui
sont onéreuses et rendent son humeur de plus
en plus sombre et taciturne.

Dans cette maladie, les mouvements spasmodiques de l'appareil du nerf trisplanchnique

semblent se propager jusqu'aux anastomoses des nerfs rachidiens, et retentir par suite sur les organes auxquels ils se distribuent; la difficulté de la marche peut donc en être la suite, et la crainte des chutes détermine une incertitude dans les mouvements des jambes, qui fait hésiter à chaque pas. Ces sensations, ces ondulations dans la marche augmentent même beaucoup si la route qu'on parcourt présente une descente, puisqu'il semble alors qu'on est contraint d'obéir à la loi de la gravité, à cause de la tendance à se laisser aller en avant; on sent donc le besoin d'accélérer le pas ou de résister à cette tendance en portant le corps en arrière.

Quoique les accès de cette névrose arrivent par intervalles, cependant le malade n'est jamais tout à fait délivré de la sensation du tournoiement qui l'obsède et qui affaiblit les organes de la locomotion; il lui reste surtout dans la tête comme une apparence de vide; il cherche donc de préférence à rester assis, et s'il est contraint à l'exercice, il doit préfé-

rer à la promenade en voiture la marche avec
l'aide de quelqu'un de confiance.

J'ai observé que, durant l'accès de la névrose vertigineuse, les fonctions des organes
des cavités thoracique et abdominale sont
aussi sympatiquement troublées; de temps à
autre la respiration est gênée, les battements
de cœur s'accélèrent, l'estomac semble dis-
tendu par des flatulences, et il existe quelquefois une opiniâtre constipation. Le sommeil, loin d'être paisible, est agité et accompagné de rêves affreux.

Quand même le malheureux atteint de cette
névrose est en proie à de nombreuses sensations gênantes et qui alarment son imagination, l'organe de l'intelligence se maintient
toujours dans un parfait état d'intégrité,
comme je le démontrerai lorsque je donnerai
l'historique de la névrose que je viens de décrire.

L'expérience même révèle que, lorsque l'organe de l'intelligence ou de la volonté exerce
puissamment son empire, jamais il n'arrive

que la névrose produise de si fâcheux effets.
Convaincu de la vérité de cette observation,
j'ai habitude de conseiller aux malades de
faire en sorte que la volonté soit telle qu'elle
règle les pas en marchant ; je leur conseille
aussi d'occuper leur esprit par la lecture de
quelqu'ouvrage intéressant, par le jeu, la gym-
nastique, etc. En effet, le séjour au lit ne saurait empêcher le retour des vertiges qui constituent de petits accès, et qui se manifestent
par la sensation d'incertitude et d'ondulation.
Pendant la marche, il n'est pas rare que le
besoin de la défécation ou celui de l'expulsion
de l'urine produisent un accès qui diminue
quand ces besoins ont été satisfaits, ou bien
que le malade éprouve alors la sensation d'une
vapeur chaleureuse accompagnée d'engour-
dissement des extrémités inférieures, phénomènes qui annoncent, dans d'autres circonstances, une attaque menaçante d'apoplexie ;
les changements brusques et très vifs dans
l'état de l'atmosphère les produisent aussi
souvent.

§ 3.

Névrose trisplanchnico-rhino-gnesmique ou Névrose du nez.

L'indisposition que je vais décrire est tellement extraordinaire et bizarre, qu'il faudrait comme moi l'avoir vue souvent pour s'en faire une juste idée. Celui qui en est atteint peut éprouver plusieurs autres souffrances, mais la principale se fait sentir dans la cavité du nez, et ses sensations pénibles peuvent être très diverses. Il semble par moments qu'il existe un corps étranger tantôt rond, et qui, des sinus frontaux ou maxillaires, roule dans la gorge, tantôt pointu qui percerait les os du crâne, et traverserait le palais; tantôt la sensation qu'on éprouve ressemble à celle que produirait un reptile, qui se glissant sur la membrane schneiderienne, s'introduirait dans les fosses pituitaires en descendant jusque dans l'antre maxillaire ou d'Hygmore.

Quand la névrose rhino-gnesmique est modérée, la sensation est limitée à un simple tiraillement de la membrane pituitaire et semble s'étendre jusqu'à celle qui tapisse la bouche et la gorge ; mais lorsque la névrose touche à son apogée et qu'elle est accompagnée
par un des symptômes que je viens de décrire,
le patient se plaint aussi d'une douleur très-
vive et lancinante à la tête, accompagnée d'une
sensation d'étranglement à la gorge ; durant ce
temps, il lui est impossible de soutenir l'éclat
de la lumière ; il est contraint même de rester
dans une complète obscurité pour se procurer
quelque soulagement ; quand enfin l'accès spasmodique que lui occasione cette névrose, est
très intense, il finit par être si persuadé qu'il
existe quelque chose d'étranger dans la cavité
du nez, qu'il cherche par tous les moyens possibles à s'en débarrasser ; il se fait injecter de
l'eau, de l'huile dans les fosses nasales, et on
en a vu qui sont arrivés jusqu'à se faire introduire une bougie de cire ou de gomme élastique avec l'idée de refouler dans la cavité de la

bouche le corps ou l'animal qui irrite ainsi la membrane pituitaire.

Le sommeil du malade est, comme on peut le croire, inquiet et accompagné de rêves épouvantables, et le jour où il doit être en proie à un long accès névrotique, il se réveille surpris par des crampes aux jambes, qui le contraignent à descendre du lit; bientôt il perd l'appétit, mais il aime à boire souvent, à cause de la sécheresse qu'il éprouve au gosier.

Cette névrose est escortée par une foule de phénomènes nerveux, tels que des frissons sur tout le corps, suivis de bouffées de chaleur à la tête; des bruits confus se font entendre dans les oreilles, des claquements de dents, etc.

Le caractère du patient devient, comme cela a lieu dans presque toutes les névroses, intolérant et irritable, de manière qu'il ne peut vivre avec personne.

CHAPITRE VIII.

Traitement radical des névroses trisplanchniques.

Les lecteurs se seront aperçus, en lisant la description des différentes névroses, que la plus grande partie des symptômes et des phénomènes anormaux se trouvent répétés dans toutes les indispositions de cette nature, excepté le petit nombre des symptômes propres qui caractérisent la névrose dominante, et qui servent à établir le diagnostic.

Ils ont pu remarquer l'identité des effets, qui font supposer qu'ils dérivent tous de la même cause; et c'est sur celle-ci seulement que doit porter notre attention et se diriger l'action des agents thérapeutiques.

Le traitement deviendra par conséquent radical si nous parvenons à calmer le spasme, dont est attaqué tout le système du nerf trisplanchnique, que nous reconnaissons pour cause principale des névroses et de tous les désordres qu'entraîne à sa suite le trouble de cet important appareil.

Ce traitement doit avoir aussi pour but d'enseigner au malade les précautions qu'il doit prendre pour ne pas empirer son état durant l'indisposition qui l'afflige, tout en lui prescrivant les médicaments nécessaires pour obtenir une guérison complète.

J'examinerai donc dans cette seconde partie de mon sujet le traitement *prophylactique* et le traitement *pharmaceutique*, et nous allons les analyser séparément.

§ 1.

Traitement prophylactique.

Dans ce traitement non seulement je comprends la partie thérapeutique, c'est-à-dire la manière de régler l'emploi des aliments, du temps, de l'exercice corporel et intellectuel, mais j'y fais entrer aussi tous les agents modificateurs de l'organisme. Je commencerai

par exposer quelques conseils généraux qui
peuvent convenir à la classe toute entière des
malades qui m'occupe; ayant quelque chose
de semblable dans leur indisposition, ils
doivent aussi tous avoir recours à quelques
moyens généraux, qui seront les mêmes dans
tous les cas. Je conseillerai donc à celui qui
est atteint de névrose trisplanchnique, de se
choisir un logement qui ne soit pas humide,
c'est-à-dire exposé au midi ou au levant. Son
habillement doit être de nature à le garantir des vives impressions de l'atmosphère,
comme le passage subit d'une température
chaude à une froide, de l'humidité à la sécheresse, ce qu'on obtient facilement en portant en toutes saisons de la laine sur la peau.

La température de l'appartement qu'il oc-
cupera durant l'hiver ne doit tout au plus s'é-
lever qu'à 14 degrés de Réaumur.

Toutes les fois que cela est possible, il doit
avoir soin de se tenir éloigné des trop vives
émotions que peuvent exciter la lecture, la mu-
sique, soit vocale, soit instrumentale; ne pas

rechercher volontairement les objets capables
d'exciter des sentiments d'amour, de colère
et de compassion. La respiration prolongée
d'un air raréfié et méphytique, tel que celui
des théâtres, des églises, etc., lui nuira s'il ne
prend pas la précaution d'en sortir souvent. La
personne névrotique doit aussi éviter de rester dans des endroits où il y a des exhalaisons
odorantes. En toutes saisons l'exercice à pied
et à cheval sera d'un grand avantage; bien
entendu que dans l'hiver on doit faire choix
des journées les plus sèches. Les aliments doivent être en général du genre animal; mais
aux viandes de toute espèce on devra mêler
certains légumes, tels que pommes de terre,
chicorée, épinards et autres de la même nature, en excluant ceux qui développeraient
des flatulences, tels que les carottes, les hari-
cots, les lentilles, etc. Ces sortes de malades
s'abstiendront de faire usage de toute sorte de
laitage et de pâtisserie, de sucreries, et pour-
ront substituer à ces friandises des fruits bien
mûrs et de bonne qualité; sans en faire excès,

elles doivent boire du bon vin, choisissant celui de Bordeaux de préférence pour boisson
ordinaire. Quelle que soit la spécialité de la
névrose, les bains d'eau simple ou d'eau de
son sont très bien indiqués; cependant les
bains de vapeur appelés *bains russes*, accompagnés de douches sur la tête, sont d'une utilité
spéciale dans les névroses encéphaliques,
aussi bien que les eaux minérales de Vichy,
en bains et en boissons, qui seront un puis-
sant appui dans le traitement radical des névroses abdominales, particulièrement de l'*é-
pato-biliaires*, gastriques et entériques.

§ 2.

Traitement pharmaceutique.

Nous donnons le nom de *médicaments anti-
spléniques* ou *anti-névrotiques* aux préparations
médicamenteuses que nous ordonnons aux
malades atteints de névroses trisplanchni-

ques. Quoique ces agents thérapeutiques n'occupent pas une place élevée dans la pharmacie, cependant l'expérience de plus de vingt années me donne le droit de les considérer comme spécifiques.

Ces médicaments sont préparés en partie sous la forme de pilules ou bols, en partie sous la forme de liquides. La base principale des premiers, consiste en une préparation spéciale, faite d'une secrétion animale mêlée à l'extrait de quelques plantes qui leur donnent la vertu de modifier l'action du système nerneux; les liquides consistent en infusions aqueuses ou spiritueuses, selon la constitution du malade et l'affection particulière dont il est tourmenté. Ils sont préparés avec des bois et des simples de différents genres. Les quantités ne sont dosées que par le médecin, d'après les observations qu'il a faites sur l'état du malade et le degré plus ou moins intense de la névrose dont il est affecté.

Une des préparations que nous employons a été regardée de tout temps, comme propre à favoriser la descente des excréments dans les gros intestins, et considérée comme un médicament désobstruant très efficace.

Comme telle nous nous en sommes servi durant notre longue pratique médicale, sans qu'elle ait jamais démenti la vertu qu'on lui a assignée.

L'observation, d'ailleurs, a constamment montré que sous l'influence des névroses *trisplanchniques*, et particulièrement de celles de l'abdomen, l'organe secréteur de la bile redouble d'activité dans l'exécution de cette fonction. Je cherche donc à faire, au moyen de la substance dont je parle, que l'humeur bileuse ne se ramassant plus surabondamment dans son récipient habituel, ne devienne pas non plus par-là une nouvelle cause physico-chimique qui excite et irrite davantage le système du nerf trisplanchnique. Nous éviterons certainement cet inconvénient redoutable, puisque, sous l'influence des névroses, la fibre nervoso-membraneuse des canaux biliaires se trouvant en proie aux spasmes, pourrait

les resserrer au point d'empêcher la sortie
de la bile; que serait-ce donc si une cause
toute physique, produite par cet agent chimi-
que lui-même, se joignait à cette raison vitale?

Je pense aussi que la substance à laquelle
nous avons donné la préférence, administrée
intérieurement, agit également comme un ré-
vulsif efficace en châtouillant la membrane
intérieure du canal intestinal, tant par son action propre que par celle de la bile naturelle,
dont le passage se trouve ainsi facilité. Or, l'expérience m'a toujours prouvé que, au moyen
des révulsifs, on arrive à troubler la chaîne
de tous les symptômes et phénomènes nerveux,
et qu'enfin ils finissent toujours par les dissi-
per tout à fait.

L'avantage inappréciable que nous obte-
nons par ce médicament préparé et adminis-
tré de cette manière, est de suppléer à la
présence de la bile dans les intestins, lorsque
la contraction spasmodique des membranes
de ses canaux l'empêche de descendre; car
ce fluide savoneux, contribuant à humecter

et à dissoudre aussi les matières fécales, est indispensable pour leur expulsion hors du corps (1).

L'usage intérieur des substances amères, soit en macération spiritueuse, soit en infusion aqueuse, est très propre à apaiser l'excitation du système nerveux, à aider la sortie des gaz, qui se développent en plus grande quantité durant l'état convulsif auquel sont livrés

---

(1) Les qualités dissolvantes et apéritives que j'attribue à la préparation dont je parle, ont été longtemps expérimentées par un illustre personnage, digne d'un meilleur sort, le respectable lord William Russell, qui me fit l'honneur de me consulter pendant qu'il se trouvait sous l'influence d'une névrose *cholycisto-entérique*. Cette indisposition lui occasionait une forte constipation, accompagnée par une tension incommode aux hypocondres. L'affection que ce grave personnage avait prise pour les pilules anti-névrotiques, fut si grande, que, sans nécessité pressante, et seulement par précaution, il s'en pourvoyait de plusieurs centaines dans la pharmacie BONNEVIN, chaque fois qu'il passait à Paris.

les tuniques de l'estomac et des intestins sous
l'empire des névroses trisplanchniques. J'ai
donc recours aussi aux substances végétales
prises dans cette classe de médicaments, et
elles secondent parfaitement les résultats que
j'obtiens des autres préparations spéciales.

APPENDICE AU TRAITEMENT.

*Remarques générales sur la manière de faire usage
des remèdes anti-névrotiques.*

Pilules : — Selon la nature, l'intensité de la
névrose et la constitution du malade ; le poids
des pilules change, ainsi que leur composition,
dans laquelle, entrent à diverses doses, des
extraits, que nous unissons à la préparation
qui en fait la base ; et comme celle-ci varie
également, il appartient au médecin d'en
prescrire la dose et d'en régler l'emploi.

La règle habituelle est d'en prendre une le
soir avant de se mettre au lit , ou le matin au
moment du réveil ; il est nécessaire que la pi-

lule du soir soit prise au moins trois heures après le repas, et celle du matin trois heures avant.

Infusions. — En même temps qu'on avale la pilule, tant le soir que le matin, on doit aussi boire une certaine quantité de l'infusion aqueuse ou spiritueuse qui est prescrite; l'in-. fusion aqueuse peut être préparée d'avance par le malade même; mais l'infusion spiri-tueuse, qui demande des manipulations plus spéciales est livrée par le pharmacien.

Ce traitement n'a rien de gênant ni de diffi-cile; car la préparation de l'infusion aqueuse se fait en mettant tremper, dans un demi-verre d'eau, froide ou chaude, un des paquets qui sont donnés, et, au bout de dix à douze heures, l'infusion est prête. C'est donc le matin qu'il faut préparer celle du soir; et le soir qu'il faut disposer celle qui doit être prise le lendemain matin. La dose de l'infusion spiritueuse, qui correspond à peu près à ce qu'on nomme or-dinairement un élixir, est différente, et doit être environ d'une cuillerée à bouche; elle sera mêlée à quatre cuillerées d'eau simple, chaude ou froide, et sera prise après chaque pilule.

Quand le traitement des névroses trisplanchniques est commencé, il faut ne pas l'interrompre, même un seul jour, sous peine de le voir devenir inutile, et de s'exposer à la récidive prompte et facile des symptômes et des phénomènes nerveux. Sa simplicité, l'absence de tout dégoût pour l'estomac, et la possibilité pour le malade de suivre toutes ses habitudes, comme il le ferait dans l'état de santé, ont fait qu'il a toujours pu être exactement exécuté par toutes les personnes que nous avons eu le bonheur de guérir; j'ai eu aussi la possibilité de constater que son efficacité est entière au bout de cinquante jours.

DEUXIÈME PARTIE.

HISTOIRE

De différentes névroses trisplanchniques.

En donnant ici l'histoire de quelques névroses guéries par le traitement dont il est question dans cet ouvrage, mon seul but n'a pas été de prouver son efficacité; j'ai voulu aussi mettre ceux de mes lecteurs qui auront été affligés d'une névrose quelconque, en état de reconnaître, par la description des symptômes et des phénomènes anormaux, l'affection dont ils ont offert les signes; je veux qu'ils soient contraints à dire : « Ce que j'ai lu, je l'ai vérifié; toutes ces souffrances, je les ai ressenties. »

Dans cette partie historique des affections du nerf trisplanchnique, je suivrai le même ordre que celui que j'ai suivi dans la description des symptômes qui caractérisent les diverses névroses; je commencerai par conséquent par celles de la cavité abdominale; car ce sont, de beaucoup, les plus fréquentes et les plus graves; et l'abondance des ramifications nerveuses du grand sympathique nous explique ce résultat. Je me bornerai à donner seulement l'historique des névroses trisplanchnico-abdominales qui ont été soumises à mon observation à Paris.

PREMIÈRE OBSERVATION.

Relation historique d'une névrose gastro-biliaire.

Madame L....., de Paris, âgée d'environ 45 ans, d'une constitution robuste et d'un tempérament extrêmement nerveux, souffrait depuis quinze ans d'une indisposition que plusieurs médecins avaient considérés comme une gastrite. Le traitement auquel la malade fut soumise durant ces quinze années de souffrances, fut donc antiphlogistique; il consistait en application d'une grande quantité de

sangsues qui lui étaient faites, plusieurs fois
chaque année, tantôt à la région épigastrique,
tantôt à l'anus. Sa nourriture consistait entièrement en laitages, et ses boissons étaient des
tisanes anodines et dulcifiantes. Ce traitement
débilitant, au lieu de diminuer ses souffrances, les augmenta à tel point que la malade
commença à désespérer de sa santé. Ce fut à
cette époque, c'est-à-dire, le 6 octobre 1832,
que madame L..... me consulta pour la première fois, et me fit appeler chez elle au moment où elle était en proie à un accès spasmodique dont le siége était la région épigastrique, et qui occasionait de fortes douleurs et
des contractions à l'estomac; la malade donnait à ces angoisses le nom de *crampes*. Pendant l'intervalle des accès, la patiente me fit
le long récit de ses maux, dont voici le résumé :
J'appris d'elle, qu'aux contractions douloureuses de l'estomac se joignait une forte tension des hypocondres et un développement
des flatuleuses. Elle éprouvait de la répu-
gnance pour toutes sortes d'aliments, et était

à chaque instant forcée de boire des tisanes à cause de la sècheresse qu'elle éprouvait à la gorge. Une forte constipation du ventre la gênait, et elle n'en était soulagée qu'à force de lavements; d'ailleurs, elle supportait avec plus de résignation les souffrances propres de sa névrose, que l'inquiétude que lui causait la bizarrerie des phénomènes nerveux dont je ferai le récit sous la dictée de la malade elle-même.

« Tous les jours, à la même heure, une
» sensation de brûlure se manifestait dans
» quelque partie de mon corps, sur une éten-
» due qui n'excédait pas la largeur d'un sou.
» Cette sensation s'augmentait successive-
» ment jusqu'à ressembler à une inondation
» de lave ou d'huile bouillante tombant sur
» tout le corps, quoiqu'au toucher ma peau fût
» glacée comme du marbre. Pendant cet état
» affreux, qui durait de 12 à 14 heures, toute
» ma fibre se trouvait en proie à une agitation
» inexplicable; c'était tantôt un déchirement
» des chairs à la poitrine et au bas-ventre;

» tantôt c'était comme si on m'arrachait, avec
» une tenaille chaude, des lambeaux de peau,
» et tout cela accompagné d'une angoisse ex-
» trême, qui me faisait craindre d'être à la fin
» de mes jours. »

Les phénomènes que je viens de décrire cessaient pour quelque temps, mais c'était pour faire place à une céphalalgie opiniâtre qui retentissait tantôt à la région frontale, tantôt à la région occipitale ou pariétale. Il lui semblait que, dans l'intérieur du crâne, au lieu correspondant de ces régions, on lui tordait un nerf et qu'on le pinçait, et ces phénomènes nerveux étaient toujours accompagnés par des frissons et suivis de bouffées de chaleur à la figure.

Madame L... avait vu changer son humeur, qui était auparavant fort gaie; elle était devenue sombre et triste; son caractère était intolérant et irritable, et une continuelle insomnie, qui la fatiguait beaucoup, ne contribuait pas peu à augmenter ce dernier état.

Après ce récit, dans lequel la malade avait

peint, sous les plus vives couleurs, la dose énorme de ses souffrances, à mon tour j'adressai des questions à madame L...., afin de pouvoir déterminer plus précisément le caractère de la maladie. Quelle satisfaction n'éprouva pas cette dame, quand elle m'entendit lui rappeler des symptômes qui accompagnaient sonvent son indisposition, et qu'elle avait oublié de raconter! quand elle me vit enchérir en quelque sorte sur le récit qu'elle avait fait si abondamment de ses propres douleurs!

« Comment connaissez-vous si bien mon
» mal? monsieur le docteur; qui vous a donc
» ainsi révélé ce que j'éprouve? je suis sûre
» que vous me guérirez, je me soumets d'a-
» vance à tout ce que vous me prescrirez et je
» vous promets de suivre votre traitement
» avec toute l'exactitude possible. »

Le traitement que je prescrivis fut celui que j'ai détaillé précédemment, et j'ajouterai qu'en moins de deux mois de ce régime, la malade se trouvait débarrassée de tous les maux qui s'étaient appesantis sur elle durant dix années sans interruption.

DEUXIÈME OBSERVATION.

Historique d'une névrose cholécysto-entérique.

Une dame, qui tient un haut rang dans la société, âgée d'environ 35 ans, d'un tempérament nerveux et d'une constitution délicate, vint un jour chez moi pour me consulter. Convalescente à peine, d'un violent accès spasmodique, occasioné par l'indisposition dont elle était affligée depuis sept ans, cette dame se trouvait dans un tel état de faiblesse qu'elle s'était fait accompagner de sa femme de chambre, et que ce ne fut qu'avec peine qu'elle put faire le récit des souffrances qui duraient depuis si longtemps. Quoique sa voix fût faible, cependant la précision avec laquelle cette dame, instruite et d'une éducation distinguée, détailla tous les symptômes de son mal, me permit d'établir dès-lors un

7

diagnostic que la suite confirma pleinement.
L'accident principal qui l'affligeait consistait
dans une douleur gravative, accompagnée
d'une sensation de constriction vers la région
épigastrique, dans l'espace compris entre la
cholecyste ou vésicule biliaire, et l'intestin
grèle; cette douleur, tant à cause du lieu où elle
avait son siége, que par sa nature, me fit pen-
ser qu'il s'agissait d'une névrose cholecysto-
entérique. Toutefois, avant de prescrire à la
dame le traitement qui pouvait convenir à la
nature de son mal, je désirai faire à cette intéressante malade quelques questions, et je
n'eus pas de peine à lui faire comprendre la
nécessité où nous étions de nous assurer si sa
douleur n'était pas causée par des concrétions
calcaires existantes dans l'appareil biliaire.
Les recherches que je lui proposai de faire,
pour mieux éclairer la véritable cause de ses
souffrances, lui parurent si bien motivées,
qu'elle renonça au projet de garder l'*incognito*.

Cette dame, alors, non seulement me fit
l'honneur de me déclarer son nom, mais elle

me pria même d'aller la voir chez elle, en m'avouant avec la franchise et la sincérité que j'ai plus tard reconnu dans tout son caractère, qu'elle était venue vers moi plutôt par condescendance pour quelques parents et amis, qu'avec la persuasion d'obtenir un soulagement à ses longues souffrances.

Le 6 février 1840, je visitai madame P..... chez elle, pour la première fois, afin de m'assurer si l'appareil biliaire ne contenait pas des concrétions calcaires; je prescrivis une potion laxative qui procura une abondante évacuation; on procéda à l'examen le plus minutieux des matières fécales, examen qui, répété pendant huit ou dix jours successivement, démontra que les accès douloureux n'avaient pas pour cause des concrétions calcaires, comme cela arrive quelquefois. Le diagnostic fut dès-lors fixé, c'est-à-dire qu'une névrose *cholécysto-entérique* était la seule cause de tous ses maux, et je pus affirmer qu'elle en serait délivrée.

Le traitement devait avoir pour objet de

s'opposer aux contractions spasmodiques de l'appareil biliaire, contractions qui empêchaient l'humeur qui en découle de suivre son cours régulier et d'après les lois physiologiques. Madame P... s'engagea formellement à suivre le traitement qui lui serait prescrit, et promit qu'il serait scrupuleusement exécuté pendant tout le temps que je le jugerais nécessaire; et le succès l'encouragea bientôt, car elle vit se passer plusieurs des époques qui étaient pour elles celles de la douleur, sans qu'il se présentât aucun symptôme qui lui en donnât même le soupçon, et l'espérance d'une complète guérison commença à luire en elle. Le long espace de temps qui s'est écoulé depuis le commencement du traitement, et l'absence de tout nouvel accès douloureux, me fait espérer que sa guérison s'est maintenue aussi parfaite qu'elle avait été pendant tout le temps que j'ai donné des soins à la malade, et que cette dame est enfin complètement guérie de la névrose de laquelle elle a été affligée pendant sept années.

TROISIÈME OBSERVATION.

Historique d'une névrose hépato-biliaire.

Un illustre poëte français, dont les chaleu-
reuses productions ont soulevé quelquefois
l'enthousiasme populaire, doué d'un tempérament nerveux et d'une constitution faible,
souffrait depuis plus de dix ans d'un accès
spasmodique qui se renouvelait à peu près
chaque mois.

Ces accès étaient très alarmants; mais le
principal symptôme consistait dans une douleur aiguë et gravative à la région hépato-biliaire entre le foie et l'estomac et qui annonçait l'arrivée prochaine de l'accès. Celui-ci durait plus ou moins longtemps, mais cependant
jamais moins de douze à quinze heures; le
malade alors vomissait une quantité de matière bilieuse de couleur jaune foncée; l'urine
était de la même couleur que les matières vo-
mies; la même teinte se répandait sur le vi-

sage et ne se dissipait que quinze ou vingt jours après, et pendant tout ce temps employé à la convalescence la faiblesse était extrême.

Appelé près de cet intéressant malade au moment d'un des plus forts accès, je pus constater la grandeur de ses souffrances et vérifier tous les symptômes que je viens de décrire, l'ayant visité tous les jours, même après la terminaison de la crise. Afin de ne me laisser ignorer aucun des symptômes qui habituellement accompagnaient ces attaques douloureuses, on proposa une consultation avec le médecin qui avait donné ses soins jusqu'alors avec autant d'intelligence que d'amitié; j'eus l'honneur à cette occasion de connaître un très honorable confrère, médecin distingué et d'une haute capacité, qui voulut bien me faire le récit détaillé des accidents qu'il avait observés dans chaque attaque spasmodique, et me communiqua son opinion sur la cause des douleurs aiguës et gravatives qui existaient à la région hépato-biliaire. Partant d'une donnée positive, il admettait que le

spasme douloureux de l'endroit indiqué pouvait avoir pour cause une concrétion calcaire,
existant dans l'appareil biliaire; en effet, dans
l'examen qu'il avait fait des matières fécales,
il avait reconnu un calcul de petite dimension.
Me rendant à cette preuve je proposai de faire
de nouveau l'examen des matières que le malade rendait tous les jours naturellement, et
même de celles qui seraient rendues aussi à
l'aide d'une potion purgative. Les explorations
furent faites minutieusement; elles furent ré-
pétées pendant plusieurs jours de suite, et à
la distance de quelques jours, sans qu'il se
présentât aucune substance qui eût l'apparence des calculs biliaires. Je fis connaître à
la famille le résultat négatif de nos recherches, n'excluant cependant pas la possibilité de
l'existence d'un calcul, puisque le médecin qui
soignait depuis si longtemps en avait trouvé.
Mon opinion cependant était que la douleur
ne présentait pas un caractère qui nous indi-
quât qu'elle était causée par un corps étranger de figure raboteuse; je finis par la faire

partager à mon très honorable confrère : je jugeai que le spasme douloureux qui tourmentait la région hépato-biliaire était due à la contraction spasmodique de l'appareil qui secrète la bile, et que, par conséquent, il s'agissait d'une névrose hépato-biliaire.

La confiance que me témoigna le malade m'encouragea à prendre l'engagement de le soigner jusqu'à ce que la maladie qu'il endurait depuis dix ans fût tout à fait guérie.

Le traitement fut immédiatement commencé, et malgré le retour de quelques accès pendant sa durée, il était facile d'apercevoir cependant que leur intensité était diminuée; mais l'efficacité de ce régime ne se manifesta qu'après une quarantaine de jours de son emploi, et depuis lors le malade ne fut plus surpris par aucun accès spasmodique.

Trois ans se sont déjà écoulés sans que l'illustre poëte qui fait le sujet de cette observation se soit ressenti de la plus petite douleur sur l'endroit qui en fut pendant si longtemps le siége, ou qu'il se soit reproduit aucun des symptômes qui dénotent un dérangement dans les fonctions hépato-biliaire.

Quoique dans ce cas le traitement anti-névrotique n'ait duré que quelques mois, cependant le malade a voulu témoigner sa reconnaissance en quelque sorte au médicament qui fut son sauveur en continuant de temps à autre à avaler quelques pilules, et se soumettant à des moyens prophilactiques tout à fait innocents.

QUATRIÈME OBSERVATION.

Histoire d'une névrose trisplanchnico-hystérique.

Madame N. S., d'environ 32 ans, d'un tempérament nerveux et d'une constitution forte et robuste, étant déjà mère de quatre enfants dont le dernier avait trois ans, crut être enceinte du cinquième en voyant cesser ses règles. Le quatrième mois de cette suppression approchait, lorsque Madame fut surprise durant la nuit par une douleur vibrative à la région hypogastrique, accompagnée par des convulsions cloniques fort douloureuses. Le médecin qui, le premier la visita pendant l'accès, crut que ces douleurs, qui revenaient par intervalles, étaient les symptômes précurseurs d'un avortement, puisqu'ils partaient de la matrice.

Une potion calmante qui lui fut prescrite par ce médecin, éloigna d'abord les accès, qui à l'aube du jour cessèrent à la suite du sommeil et du calme qu'il procura. Mais bientôt cette dame fut prise d'une infinité de maux qui finirent par changer complètement son caractère doux et gai, et la rendirent triste et irritable.

Je fus appelé près de la malade, au sixième mois de la prétendue grossesse, dans un moment où elle était évanouie; cet état dura à peu près deux à trois minutes, et cessa par suite d'un fort vomissement de matières bilieuses et glaireuses.

Revenue à elle, Madame me raconta qu'elle éprouvait dans la matrice, non pas le mouve-

ment d'un être vivant, mais la sensation de
roulement que produirait un corps rond,
comme une balle; à chaque instant elle avait
envie d'uriner; son ventre tantôt était gros et
tendu, et tantôt naturel; sans avoir d'appétit,
elle se sentait un besoin de prendre des aliments à tout instant, par suite d'une sensation
de langueur qu'elle éprouvait à l'estomac;
mais, après l'ingestion de la plus petite quantité de substance alimentaire, survenaient
des nausées. Plusieurs fois dans la journée,
elle souffrait de tremblements convulsifs, tantôt accompagnés par des frissons, tantôt par
des bouffées de chaleur au visage; son sommeil était troublé par des rêves affreux, et
bien souvent elle se réveillait en sursaut.
Elle avait une tendance à pleurer, et n'aimait
que la solitude.

Quoique la plupart de ces symptômes et de
ces phénomènes nerveux puissent s'observer
également dans la véritable grossesse, cependant cette alternative de la mollesse, de la du-
reté, de la tension du ventre et de son état na-

turel, et plus encore l'assurance que donnait Madame, qu'ayant été mère de plusieurs enfants, elle saurait distinguer le mouvement d'un fœtus de celui qu'elle éprouvait, et qui consistait dans le roulement d'un corps globulaire, toutes ces circonstances, dis-je, ne lui laissaient pas de doute sur la non existence d'une grossesse. Je partageai bientôt son sentiment, et je crus que ses souffrances étaient assurément causées par une *névrose hystérique.*

Le désir qu'éprouvait cette dame de guérir promptement, la rendit soumise à toutes sortes de prescriptions, sans qu'une seule fois elle nous ait adressée aucune observation.

Le traitement anti-névrotique fut commencé comme il est dit plus haut; on était dans le sixième mois de la suppression des règles, et avant la fin du huitième, la malade se trouva complètement guérie et avait vu régulariser ses époques, à la suite d'une forte perte qui dura quinze jours.

HISTORIQUE

De quelques névroses trisplanchnico-thoraciques.

Je vais mettre sous les yeux de mes lecteurs deux cas de névrose de la cavité thoracique dont j'ai trouvé l'historique parmi mes papiers. Cette espèce de névrose est plus fréquente dans les pays méridionaux qu'à Paris, où réciproquement les névroses abdominales me semblent dominer plus qu'ailleurs; ce fut en Italie qu'ont été observées les névroses thoraciques qui vont être décrites et que j'ai eu le bonheur de soigner avec succès.

PREMIÈRE OBSERVATION.

Histoire d'une névrose trisplanchnico-cardiaque.

Un déplorable accident, arrivé dans un pays d'Italie, fut la cause de la névrose dont on va lire l'histoire : Un jeune homme, âgé d'environ 22 ans, d'un tempérament nerveux et d'une constitution grèle, était fiancé à une charmante demoiselle, âgée de 18 ans, avec laquelle il se rencontrait sur les bords de la rivière du Pô. C'était un jour de fête, et les deux jeunes fiancés s'étaient donnés rendez-vous sur le chemin qui conduisait à l'église du village, pour aller ensemble entendre la dernière messe. Ils entendent la cloche qui annonce que le saint office va commencer, et ensemble ils se mettent à courir sur la rive escarpée; le pied glisse à la jeune fille, et, en moins de temps qu'il n'en faut à le dire, elle est entraînée dans l'abîme. Le malheureux garçon voit sa future luttant avec les ondes, et sans pouvoir lui porter secours, il a la douleur de la suivre des yeux emportée rapidement vers la mer.

A la vue d'un tel spectacle, le jeune homme fut à l'instant pris d'une effrayante palpitation de cœur, accompagnée d'une forte dyspnée; il était forcé de pousser des cris pour pouvoir respirer. Ce premier accès fut accompagné de vomissements de glaires bilieuses, et des convulsions cloniques s'emparèrent de lui au moment où la convulsion du cœur diminuait; tous ces phénomènes se reproduisaient lorsqu'il éprouvait, par la suite, les accès pour lesquels il implora les secours des médecins.

Dans cet état, qui cependant avait perdu de son intensité à l'aide d'un traitement antiphlogistique suivi pendant cinquante jours, le malade fut transporté dans la ville que j'habitais dans l'année 1824.

La fréquence des accès convulsifs du cœur qui, au commencement de la maladie se répétaient plusieurs fois dans la même journée, avait diminué peu à peu, de manière qu'au moment où je le visitai pour la première fois, le malade se plaignait d'éprouver des tremblements confus au cœur lorsqu'il pensait à ses malheurs, s'il marchait ou s'il montait les escaliers, s'il se trouvait au milieu de personnes qui le gênaient, et enfin s'il ne prenait la précaution de manger très lentement. Les phénomènes, cependant, qui alarmaient davantage le patient, étaient ceux par lesquels il se trouvait surpris bien souvent en dormant. Il disait que la sensation qu'il éprouvait alors dans l'organe de la circulation sanguine, pouvait se comparer au bruit que fait un liquide, qu'au moyen d'un entonnoir on verse rapidement dans une bouteille qui se remplit. Cette sensation effrayante lui faisait craindre la mort à chaque instant, parce qu'elle lui semblait annoncer que la circulation du sang allait s'arrêter.

Après quelques questions, qui avaient pour but de m'assurer si les symptômes n'avaient pas pour cause une altération organique du viscère, je l'encourageai en l'assurant que sa maladie n'avait rien de dangereux, et que tous les symptômes et phénomènes qui l'avaient alarmé jusqu'alors, disparaîtraient à l'aide d'un traitement que j'allais lui prescrire, et dont l'efficacité ne se ferait pas attendre longtemps, s'il voulait bien se soumettre à l'observer exactement.

Il n'était pas nécessaire d'insister près de lui pour qu'il fût exact dans l'observation des règles que je lui avais recommandées ; en effet, pendant deux mois consécutifs, il ne manqua jamais de prendre les infusions et les pilules aux heures prescrites par les ordonnances. Une telle exactitude produisit l'effet que j'en espérais, et le malade s'aperçut avant le huitième jour du traitement, que son sommeil était plus paisible, que les accès nocturnes étaient plus rares et d'une intensité médiocre, ce qui lui donna l'espérance de les voir bientôt cesser tout à fait.

D'abord il commença par être délivré de cette humeur triste et sombre qu'il avait contractée, et il désira bientôt aller au spectacle dès qu'il vit les accès dont il avait si souvent été atteint, disparaître peu à peu et cesser enfin complètement. Cet heureux résultat arriva après cinq semaines de traitement. Il me témoigna, dans cette circonstance heureuse, toute sa reconnaissance, et me pria même de lui permettre de retourner chez lui, qu'après qu'il eut resté encore sous ma surveillance pendant trois mois pour s'assurer de la solidité de sa guérison. Il quitta enfin la ville dans un parfait état de santé, ne se rappelant pas même d'avoir tant souffert.

DEUXIÈME OBSERVATION.

Histoire d'une névrose trisplanchnico-pulmonaire.

Le malade qui fait le sujet de cette observation de névrose pulmonaire est un jeune homme de 32 ans environ, d'une constitution robuste et d'un tempérament nerveux.

Il attribuait à une cause morale les souffrances qu'il éprouvait par tout le corps, et spécialement à la poitrine; avant que sa névrose fût assez développée pour frapper son attention, il s'aperçut que le monde l'ennuyait, que son sommeil était interrompu, que son appétit parfois était vorace, mais que plus souvent il éprouvait une complète anorexie. La tension des hypocondres précéda de quelques jours les premières oppressions qu'il éprouva dans les organes de la respiration ; celles-ci ne duraient cependant que quelques intants et ne survenaient qu'à de longues intervalles. Ces oppressions de la poitrine étaient accompagnées de bouffées de chaleur et de frissons alternatifs, accès qui s'annonçaient d'abord par une petite toux sèche, provoquée par un léger chatouillement à la gorge. Lorsque cet accès de névrose trisplanchnico-pulmonaire avait le plus d'intensité, le spasme s'étendait jusqu'au cœur et était marqué par de fortes palpitations. Le malade était affligé de cette indisposition depuis quatre mois, et quoiqu'il fût bien constitué, il avouait qu'il craignait de devenir poitrinaire en voyant qu'aucune des médecines auxquelles on donne le nom de *pectorales* ne lui procurait de soulagement.

Afin de calmer son imagination, que je reconnus assez alarmée sur son état de santé, je lui détaillai la différence qui existe entre la toux, symptôme d'une affection pulmonaire,

et les légères secousses de toux qui lui fai-
saient craindre de si tristes conséquences;
mes raisonnements semblèrent le calmer, et
bientôt il m'accorda toute sa confiance, dès
que je l'eus assuré que son indisposition n'était
causée que par l'action convulsive du système
nerveux, et que, par conséquent, elle n'avait
d'autre inconvénient que celui de durer plus
ou moins longtemps, selon qu'il suivrait ou
non le traitement qui lui serait prescrit, et je
lui assurai sa guérison à ce prix. Le malade
consentit sans peine à prendre tous les jours
les médecines anti-névrotiques avec toute
l'exactitude convenable; il suivit ce traitement
tout le temps que je jugeai nécessaire, pour
empêcher le retour de la névrose, et il éprouva
son efficacité quinze jours après les premières
doses, puisque dès ce moment la névrose,
devenue plus rare, n'était plus accompagnée
de palpitations de cœur et de ces sensations
de chaleur et de froid qui précédaient et suivaient auparavant les attaques.

Avant la fin des quarante jours, que devait

durer le traitement, il me témoigna sa reconnaissance, m'assurant qu'il sentait que sa santé était recouvrée. Je lui conseillai cependant de ne pas abandonner tout à fait l'usage des pilules, et d'en prendre deux fois par semaine pendant encore un mois.

Remarque au sujet de la névrose trisplanchnico-diaphragmatique.

Il me manque, pour avoir l'histoire complète des névroses qui font le sujet de cet écrit, l'historique de la névrose trisplanchnico-diaphragmatique, parce que je n'ai pas eu l'occasion de l'observer assez en détail. Cependant, je l'ai vue chez une demoiselle, dont les parents ne tenaient aucun compte d'une indisposition qui, depuis six mois, existait à la suite de la suppression des règles.

Les symptômes qui l'accompagnaient étaient à peu près les mêmes que ceux dont j'ai donné la description à l'article de la névrose trisplanchnico-diaphragmatique. Je puis ajouter cependant que cette personne fut débarrassée de la névrose, lorsque ses règles se présentèrent de nouveau, quoiqu'elle n'eût pris pour cela aucun remède.

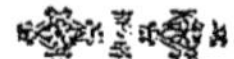

HISTORIQUE

Des névroses trisplanchnico-encéphaliques.

Parmi les névroses qui semblent retentir dans la cavité de la tête, la névrose céphalique, ou *migraine*, est la plus commune. Je me bornerai cependant à un seul exemple, quoiqu'il arrive aux médecins d'être consultés tous les jours pour des indispositions de ce genre, qui sont très tenaces et font le tourment de ceux qui les endurent. Je raconterai aussi l'histoire de deux névroses vertigineuses guéries radicalement, et je détaillerai les bizarres symptômes d'une névrose rhino-gnesmique qui affligeait une jeune dame que j'ai eu le bonheur de soigner et de guérir par le traitement que j'ai proposé.

PREMIÈRE OBSERVATION.

Histoire d'une névrose trisplanchnico-céphalique.

Une dame, âgée de 35 ans environ, d'un
tempérament nerveux et d'une constitution
délicate, souffrait depuis huit ans, d'une
névrose céphalique siégeant dans la région
pariétale gauche; cette indisposition, qu'elle
appelait *migraine*, durait de dix-huit à trente
heures sans interruption. La malade se plaignait alors d'éprouver dans cette région une
sensation douloureuse, comme si elle était
entourée par une auréole de chaleur produite
par une flamme; d'autres fois, la malade
comparait la sensation à celle produite par
une quantité d'épingles fichées autour du
point douloureux, ou même il lui semblait
qu'on la tenaillait, en lui arrachant la peau
par petits lambeaux.

La douleur de la région pariétale, qui cons-
tituait le principal symptôme de la névrose,

était accompagnée de plusieurs phénomènes nerveux, qui affligeaient la malade autant que le principal symptôme même. Durant l'accès, elle éprouvait des nausées continuelles et un développement de flactulences par la bouche, des frissons précédaient l'invasion de sa névrose et la suivaient; par intervalles elle toussait légèrement, à cause d'un chatouillement qu'elle sentait à la gorge : bien souvent les extrémités inférieures, refroidies, étaient attaquées de crampes qui duraient quelques minutes.

Dès que l'accès commençait, la malade était obligée de rester dans une complète obscurité, et s'il se prolongeait jusqu'au jour suivant, elle passait la nuit dans des souffrances très vives.

Le signe qui annonçait la terminaison de l'accès était impatiemment attendu, quoiqu'il causât beaucoup d'anxiétés et de peines; il consistait en un vomissement de glaires jaunes et d'une quantité de mousse blanche.

Tous ces phénomènes et la névrose elle-

même, qui, depuis huit ans, tourmentaient
cette dame, se dissipèrent peu à peu, après
dix jours de traitement anti-névrotique, qui
fut suivi par la malade avec exactitude, dès
qu'elle se fut aperçue de son efficacité. Le
traitement, fait d'après les règles que je lui
recommandai de suivre, ne dura que quarante
jours, après lesquels elle se vit débarrassée de
toutes ses souffrances.

DEUXIÈME OBSERVATION.

*Historique d'une névrose vertigineuse avec tournoiement
des objets.*

Un illustre diplomate espagnol, âgé de quarante ans, d'une constitution robuste et d'un
tempérament nerveux, fut contraint de renon-
cer au ministère dont il était chargé par son
gouvernement près de la cour de Sa Majesté
Britannique, à cause d'une névrose trisplanchnico-vertigineuse dont il était atteint. Il vint
à Paris vers le milieu de l'année 1836, où il
consulta les plus illustres médecins.

Les traitements que tour à tour ils lui pres-
crivirent, ne procurèrent au malade que de
légers soulagements de courte durée, de manière que son imagination commençait à se
frapper; il craignit de devenir enfin impo-
tent, lui qui avait été toujours d'une activité
étonnante.

A l'époque où je le visitai pour la première
fois, il y avait déjà six mois qu'il voyait tous
les objets tourner autour de lui, et qu'il ne
pouvait marcher avec sécurité sans être appuyé sur le bras d'un de ses amis. Lorsque
l'accès de la névrose vertigineuse l'attaquait
avec violence, il se plaignait de mal de cœur,
dont il était débarrassé le plus souvent par un
vomissement de glaires jaunes et amères. Il
se plaignait aussi d'entendre un grand bruit
dans les oreilles; son sommeil était, la plupart du temps, inquiet et accompagné de
rêves affeux; sans que son estomac fût atteint
d'anorexie, l'appétit rarement l'invitait à manger. Il éprouvait de l'altération, ce qui l'obli-
geait à boire souvent. Son humeur, naturel-

lement gaie, devint sombre et triste, et son caractère, agréable et affable par sa nature et par son éducation, se montrait parfois irritable et intolérant.

Tous les symptômes que je viens de décrire accompagnaient la névrose au moment où je fus consulté; ce fut le patient même qui m'en fit le récit, avec la précision et l'exactitude qu'un médecin aurait pu y mettre; il ne se contenta pas de la seule description de toutes les souffrances qu'il éprouvait durant les accès plus ou moins intenses de la névrose vertigineuse, il voulut aussi émettre son opinion sur la nature de son indisposition, qu'il attribuait à l'état convulsif du système nerveux; « mais non pas cependant, me disait-il, de ce » système qui prend son origine au cerveau, » puisque mes idées, durant ma maladie, » étant toujours présentes et claires, m'ont » permis de m'occuper d'ouvrages scientifi- » ques et littéraires. »

J'exprimai à mon tour mon opinion sur son état, en lui expliquant que les accès spasmo-

diques qui attaquaient les organes des sens,
avaient pour cause le spasme du système nerveux de la vie végétative ou organique, et
non pas du système nerveux de la vie animale. Le malade fut satisfait de ce diagnostic, qui était aussi le sien, et à l'aide des
connaissances médicales qu'il avait acquises
par la lecture de divers ouvrages qui trai-
taient particulièrement des nerfs, il jugea que
les moyens que j'allais employer pour le soigner pouvaient réussir. Il voulut donc bien
me montrer une pleine confiance. Le traitement névrotique commencé, le malade ne
l'interrompit pas, même un jour, durant tout
le temps qu'il fut jugé nécessaire. On ajouta
cependant au traitement intérieur l'usage des
bains russes, avec les douches froides, desquels il obtint les plus grands avantages,
ayant pu supporter la chaleur de 44 degrés
de Réaumur.

A la suite de huit bains et quarante jours
de traitement anti-névrotique, cet illustre
personnage se vit délivré de la sensation ver-

tigineuse qui affligeait l'organe de la vue, et de tous les phénomènes nerveux qui l'avaient tant fatigué pendant à peu près huit mois. L'état de sa santé fut, par la suite, si florissant, qu'il lui permit de se dévouer au service de son pays, en reprenant ses fonctions avec le titre d'ambassadeur en France.

TROISIÈME OBSERVATION.

Histoire d'une névrose trisplanchnico-vertigineuse avec tournoiement de tête.

La relation de cette névrose regarde une personne qui, pendant une vingtaine d'années, a souffert, de temps à autres, de tournoiement de tête, qui lui faisait craindre de tomber. Cette affection nerveuse ayant augmenté d'intensité sur la fin de 1840, il se décida de me consulter, ce qui eut lieu dans le mois de décembre de cette année.

Le malade appartient à une classe distinguée de la société, est âgé de 56 ans environ, ayant une constitution athlétique et un tempérament nerveux. Quoique par nature courageux et doué d'un caractère gai, il avait dernièrement perdu toute son énergie, et une humeur sombre et triste remplissait son esprit; car il se vit forcé de ne sortir de la maison qu'avec le secours d'un guide, afin d'éviter de tomber, comme il lui était arrivé déjà plusieurs fois de le faire.

L'assistance et l'appui d'un bras calmait son imagination, lui donnait l'assurance qu'il ne lui arriverait rien de sinistre, puisqu'il pouvait alors mieux apprécier la distance des voitures, par lesquelles il craignait toujours d'être écrasé. Cependant, quoique le patient se vît appuyé de manière à ne pas tomber, cela n'empêchait pas qu'il n'éprouvât une sensation d'ondulation et d'incertitude dans les organes locomotifs; elle devenait plus forte encore, quand la route présentait une descente, ou lorsqu'il sentait une pressante nécessité de satisfaire quelque besoin.

Dans sa chambre même, le malade était

surpris par des accès de sa *névrose vertigineuse*, au point que s'il voulait changer de place, il était contraint de s'appuyer aux meubles, comme les enfants qui commencent à marcher.

Pendant les souffrances que lui occasionait la maladie, il s'aperçut qu'il y avait aussi du désordre dans l'exécution des fonctions vitales et naturelles.

C'est dans cet état que se trouvait le patient, quand il me fit l'honneur de me consulter. Il me fit le récit des symptômes qui accompagnaient l'indisposition, qui lui faisait craindre incessamment et semblait le menacer d'un coup de sang.

Les questions que je lui adressai, et l'examen que je portai sur la circulation sanguine, me fournirent les moyens de pouvoir lui assurer que, dans son affection, il n'y avait rien qui pût faire soupçonner une attaque ni partielle, ni générale d'apoplexie, et que je ne voyais, dans ses souffrances, que les effets d'une névrose *trisplanchnico-vertigineuse*.

« Je puis donc espérer de guérir? me demanda le malade. — Tout à fait, lui répondis-je, à l'aide d'un traitement aussi simple qu'efficace. — Je mets toute ma confiance en vous, me dit-il alors, et je ferai, par conséquent, cher docteur, exactement ce que vous me prescrirez. »

Le malade suivit religieusement, et sans interruption, le traitement anti-névrotique, et s'assujétit à prendre des bains de vapeur et des douches de la même espèce. Il ne comptait encore qu'une trentaine de jours de traitement, quand je l'entendis répéter : je me porte admirablement.

Il y a déjà quatre mois que les accès vertigineux ont quitté le malade, et qu'il jouit de la meilleure santé.

QUATRIÈME OBSERVATION.

Histoire d'une névrose rhino-gnesmique.

Une dame allemande pleine de grâce et de beauté, âgée de 28 ans environ, d'une cons-

titution très délicate et d'un tempérament
extrêmement nerveux, se plaignait, depuis
l'année 1832, d'avoir dans la cavité du nez
un obstacle qui l'empêchait de se moucher;
cette sensation de gêne dans l'organe de l'odorat, devint tellement insupportable, que les
médecins mêmes qui la soignaient depuis le
commencement de la maladie, soupçonnèrent
que quelque corps étranger, comme un insecte, pouvait s'être introduit dans les fosses
nasales pendant le sommeil, ou qu'elle-même,
sans se le rappeler, y avait peut-être introduit
quelque pois ou tout autre corps; enfin, qu'il
s'était formé dans les sinus quelque concrétion calcaire, comme cela arrive, quoique
rarement. Afin d'en procurer la sortie, on
prescrivit, tour à tour, l'usage du tabac, des
aspirations d'eau chaude, des injections faites
avec diverses décoctions, des fumigations sèches et humides; et enfin, on la décida à se faire
explorer, en introduisant dans les fosses nasales une bougie de cire ou de gomme élastique
qu'on faisait pénétrer le plus avant possible.

Non seulement tous ces moyens furent employés sans aucun avantage, mais ils empirèrent, au contraire, l'état de la malade, et la *névrose rhino-gnesmique* présentait des symptômes plus alarmants encore qu'auparavant. Non seulement la sensation de sécheresse de la membrane muqueuse du nez, et l'obstacle à la respiration la gênaient davantage, mais elle éprouvait une douleur vive dans les fosses nasales, comme si on lui perforait avec une tarière le palais et la cavité du crâne. Cette affection convulsive était causée, à mon avis, par le spasme qui s'était emparé des ramifications nerveuses des ganglions cervicaux situés dans la portion périphérique du nerf trisplanchnique. Il en était de même des phénomènes nerveux de toute espèce qui augmentaient les souffrances de cette malheureuse dame, et qui avaient leur siége à la tête, au cou, etc.; tous dérivaient de la même influence spasmodique, qui était portée jusqu'aux ramifications des nerfs cervicaux anastomosés avec le nerf trisplanchnique.

Durant les accès, la malade éprouvait des mouvements convulsifs dans les organes loco-motifs; elle était donc contrainte de rester assise, et plus fréquemment encore de se coucher; il lui semblait que sa voix n'était plus aussi sonore par la sensation de constric-tion qu'elle éprouvait au larynx; elle cherchait à se débarrasser d'un corps globulaire qu'elle sentait dans la gorge, et à désobstruer son nez en crachant et se mouchant sans cesse. L'ac-cès de la névrose se terminait en même temps que la douleur, qu'elle comparait à l'action d'une tarière; mais il lui restait cependant toujours la sensation de sécheresse et d'occlu-sion du nez. Au déclin de l'accès, elle répan-dait des larmes en abondance, et ces pleurs qui duraient quelquefois plus d'une heure, étaient suivis d'un long calme au milieu du-quel elle s'endormait.

Dans cet état déplorable de santé, cette dame voyagea en Allemagne, en Italie, en France, afin de chercher quelque soulage-ment à la bizarre maladie qui avait changé entièrement son caractère affable et gai, pour le rendre irritable au dernier point et insupportable même aux personnes qui l'entouraient et qui lui prodiguaient les soins les plus empressés.

La maladie que je décris avait déjà trois ans d'existence lorsque je fus consulté la première fois ; elle semblait même avoir fait des progrès depuis quelque temps, car cette dame était alternativement atteinte d'un accès de névrose rhino-gnesmique et d'un accès de névrose céphalique, telle, que pendant l'accès de cette dernière, elle ne pouvait supporter la lumière ni le plus léger bruit ; elle voulait donc rester seule dans sa chambre, où personne n'entrait qu'elle n'eût donné l'ordre de le faire.

La *névrose céphalique* se terminait habituellement par un vomissement, symptôme qui lui donnait la certitude que pendant six jours au moins un nouvel accès de la principale névrose n'aurait pas lieu. Comme on peut l'imaginer, la première visite se fit au moment d'un accès, je pus donc me faire une juste idée de ses souffrances ; et à la suite des accès de l'une et de l'autre névrose, je pus constater quel était l'état normal de la santé ; je pus aussi apprécier moi-même les symptômes et les phénomènes que cette intéressante malade avait jusqu'alors souffert, et puis entendre de sa propre bouche le récit qu'elle en fit elle-même ; elle se plaignait d'éprouver une sensation de piqûre comme celle produite par des épingles dans la région cervicale; d'autres fois il lui semblait, qu'avec une pincette, on lui arrachait le cuir chevelu, particulièrement dans les régions pariétales et occipitales.

Je fatiguerais trop le lecteur par la prolixité de cette narration, si je voulais répéter toutes les anomalies nerveuses qui accompagnaient et précédaient chaque accès ; mais les principaux symptômes étant décrits, on comprendra facilement ce qu'était cette névrose *rhino-gnesmique.*

Le traitement névrotique lui fut sur-le-champ prescrit, ainsi que les bains russes, qu'elle supporta admirablement, dans l'intervalle d'un accès à l'autre. Le premier avantage qu'en retira cette dame, fut d'avoir une plus longue trève, et il lui sembla aussi que l'accès qui arriva après le commencement de ce traitement avait une intensité moindre. Les intervalles d'un accès à l'autre devinrent de plus en plus longs, et ce fut la névrose céphalique qui, la première, céda à la médication; la névrose rhino-gnesmique se montra plus obstinée, quoique la force en fût sensiblement diminuée. Pendant le traitement, la dame prit douze bains de vapeurs dits *bains russes*, et autant de douches de la même espèce autour du cou et le long de l'épine dorsale; elle continua le traitement anti-névrotique pendant quarante jours sans interruption, et je le fis suspendre trente-six jours après que le dernier accès de la névrose fut dissipé. Je lui conseillai toutefois de ne pas négliger de prendre quelques pilules chaque semaine pendant quelque temps encore.

RÉSUMÉ.

Si le lecteur a parcouru avec attention les faits rassemblés dans cet ouvrage, il doit reconnaître que j'ai compris parmi les névroses un grand nombre d'affections très diverses, qui cependant se rattachent toutes à la même série des causes. Nous allons terminer en donnant ici le résumé des faits principaux que nous avons signalés.

On doit regarder comme des névroses trisplanchniques ou comme des phénomènes qui s'y rattachent, toutes les incommodités et les souffrances étranges et bizarres du genre de celles que nous avons décrites, par lesquelles l'homme est souvent tourmenté, pourvu que ces souffrances ne soient pas le résultat d'une maladie aiguë, ou les symptômes d'une altération organique ; ces différences, comme nous l'avons déjà vu, sont faciles à reconnaître.

Sont donc de nature névrotique :

1°. Tous les maux de tête, quelle que soit la sensation gênante et extraordinaire qui les accompagne ;

2°. L'affection vertigineuse, qui semble correspondre au sens de la vue ;

3°. Les chatouillements persistants dans l'organe de l'odorat ;

4°. Le bruit ou tintement bizarre dans les cavités des oreilles ;

5°. La sensation dans la gorge, d'un corps étranger, qui semble généralement de figure globulaire ;

6°. Les bouffées de chaleur qui subitement et rapidement montent à la tête ;

7°. Toutes espèces de contractions fugitives qu'on éprouve sur le corps, mais particulièrement aux parties supérieures, telles que les *grimaces*, que vulgairement on appelle *tics*, ou les soubresauts inopinés et fugitifs dans la fibre musculaire ;

8°. Les picotements dans la chair et les démangeaisons ;

9°. La tendance au besoin de pleurer;

10°. Toutes espèces de légère irritation et de chatouillements dans le larynx, la trachée-artère, provoquant une petite toux à très longs intervalles ;

11°. Les douleurs sourdes et lancinantes, mais toujours passagères dans quelques parties du thorax ou dans les muscles des bras et des épaules ;

12°. Les crampes du thorax, qui consistent dans une douleur gravative, tantôt sourde, tantôt vibrative dans l'os sternum, douleur qui peut aller et venir, mais qui ne dure qu'un instant ;

13°. La sensation gênante et oppressive qu'on éprouve pendant le sommeil, comme s'il existait un poids sur la poitrine ou sur la région épigastrique, avec efforts infructueux pour crier, et pour s'éloigner de quelques objets chimériques, sensation qu'on appelle *cauchemar*.

14°. Les battements accélérés et confus du

cœur, dont les pulsations sont sensibles quelquefois jusqu'à la région épigastrique ;

15°. La sensation d'oppression et de gêne dans la respiration, sans cependant qu'il y existe aucun obstacle ;

16°. La constriction comme d'une ceinture autour de la région diaphragmatique ;

17°. Diverses espèces de coliques et de spasmes dans l'intérieur de la cavité abdominale ;

18°. Les dérangements des fonctions des organes contenus dans cette cavité, les flatulences, les nausées, la constipation, la tension ou ballonnement du bas-ventre, l'anorexie (abolition ou diminution d'appétit) et quelquefois encore l'appétit immodéré, le hoquet, les crampes de l'estomac, etc. ;

19°. L'irrégularité, la suppression de la menstruation ;

20°. La sensation d'un poids gênant et douloureux dans la région hypogastrique ;

21°. Le besoin fréquent d'uriner ;

22°. Les fleurs blanches ;

23°. Les sensations de chaleur et de froid

qui se succèdent rapidement l'une à l'autre;

24°. La constriction spasmodique momenta-
née des sphinctères, durant laquelle est suspendue toute évacuation;

25°. Enfin, les sensations d'incertitude et d'ondulation dans la marche jusqu'au point de tomber; l'humeur sombre et triste; le caractère intolérant, etc.

Telle est la longue série d'infirmités que peuvent déterminer les névroses trisplanchniques. Cependant toutes ces incommodités, ces anomalies nerveuses peuvent être guéries et dissipées par le traitement anti-névrotique, dont l'expérience de plus de vingt années a démontré l'efficacité.

Les médecines nécessaires pour faire ce traitement sont préparées dans l'officine de M. Bonnevin, rue Favart, 8, place des Italiens; et pour garantir au public leur identité et leur efficacité, l'auteur de cet ouvrage a exigé que le pharmacien ne pût débiter que celles qui seront enfermées dans des boîtes, paquets et flacons, portant sa signature et son cachet.

AVIS.

Les personnes qui désireraient consulter le médecin, qui est l'auteur de cet ouvrage, sont averties que son cabinet de consultations est ouvert tous les jours de 2 à 6 heures du soir, rue d'Anjou-Saint-Honoré, 45.

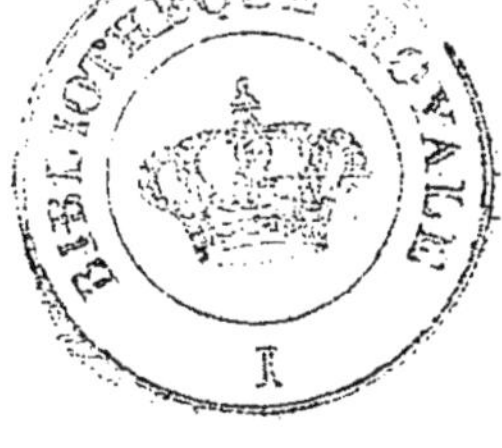

FIN.

TABLE.

DEUXIÈME PARTIE.

FIN DE LA TABLE.

www.ingramcontent.com/pod-product-compliance
Ingram Content Group UK Ltd.
Pitfield, Milton Keynes, MK11 3LW, UK
UKHW022036070726
13613UKWH00002B/534